U0235438

# 胸外科专家的
# 肺腑之言

············································

## 肺癌患者手术治疗
## 健康教育手册

主　审　李鹤成　刘伦旭

主　编　胡琰霞　杨　梅

编　者　（以姓氏笔画为序）

　　　　杜海磊　杨　溯　吴　晗　吴祎雯　张亚杰

　　　　陈　凯　陈醒狮　范丽丽　金润森　郑　娥

　　　　凌　岚　浦佳洁　曹羽钦　韩丁培

插　画　赵云鹤　苏金成

人民卫生出版社

图书在版编目（CIP）数据

胸外科专家的肺腑之言：肺癌患者手术治疗健康教育手册 / 胡琰霞，杨梅主编. — 北京：人民卫生出版社，2020

ISBN 978-7-117-29407-2

Ⅰ.①胸…　Ⅱ.①胡…　②杨…　Ⅲ.①肺癌－诊疗－手册　Ⅳ.①R734.2-62

中国版本图书馆 CIP 数据核字（2019）第 281764 号

| 人卫智网 | www.ipmph.com | 医学教育、学术、考试、健康，购书智慧智能综合服务平台 |
| 人卫官网 | www.pmph.com | 人卫官方资讯发布平台 |

胸外科专家的肺腑之言
——肺癌患者手术治疗健康教育手册

主　　编：胡琰霞　杨　梅
出版发行：人民卫生出版社（中继线 010-59780011）
地　　址：北京市朝阳区潘家园南里 19 号
邮　　编：100021
E - mail：pmph @ pmph.com
购书热线：010-59787592　010-59787584　010-65264830
印　　刷：北京顶佳世纪印刷有限公司
经　　销：新华书店
开　　本：710×1000　1/16　　印张：7
字　　数：101 千字
版　　次：2020 年 1 月第 1 版　2020 年 1 月第 1 版第 1 次印刷
标准书号：ISBN 978-7-117-29407-2
定　　价：35.00 元

打击盗版举报电话：010-59787491　E-mail：WQ @ pmph.com
质量问题联系电话：010-59787234　E-mail：zhiliang @ pmph.com

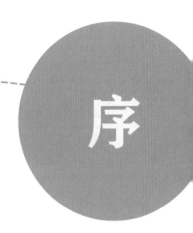

相信许多医生都曾在门诊遇到过忧心忡忡的患者，抱着手机上查到的资料提出"十万个为什么"；很多长期工作在临床一线的医务工作者，也曾在病房遇到过患者与家属啼笑皆非的误解与疑惑。2016年的"魏则西事件"，正是不可靠的信息来源影响了诊疗方案与时机的选择，最终造成年轻生命的早早陨落……

随着个性化诊疗的理念不断发展，为了制订出更适合患者的价值观和意愿、个人和家庭情况的诊疗方案，患者与临床医生之间的共同决策正越来越多地被倡导。然而，倘若患方没有准确可靠的信息来源了解病情以及现有诊疗选择的利弊，这只会加深医患之间的不理解、信息不对称的鸿沟，甚至影响疾病的诊疗效果与结局。

我们一直在思考，除了在门诊和病房与患者耐心沟通、消除误解，还能够做些什么？在互联网时代，信息传播的速度突飞猛进，但信息来源的质量良莠不齐。动动手指、敲敲键盘就能轻轻松松找到问题的解答，但唯有权威、严谨的科普才能真正成为患者的答案。

本书的编者身为医护工作者，在胸外科专业领域刀笔相耕，见证了几十年来国内外肺癌治疗手段的变迁发展；在临床一线与大量患者和家属的接触中，洞察了大众对于肺癌诊疗的诉求和盲点。我们从严谨、专业的角度整理出这些肺腑之言，希望成为肺癌患者消除误解、正视疾病的信息之源。

上海交通大学医学院附属瑞金医院胸外科

李鹤成

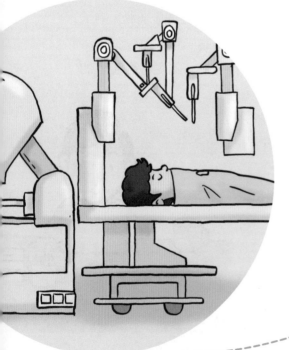

# 前言

若将医务人员的精细诊疗比作"庙堂之高",那面向广大患者的科普教育便是"江湖之远"。

肺癌已成为全球发病率和死亡率最高的癌症,烟草与空气质量等问题是潜伏在人们日常生活中的隐形杀手。随着诊疗理念的不断普及,越来越多的早期肺癌被及时发现、处理;随着外科技术的飞速进步,肺癌手术对患者的创伤也越来越小。

上海瑞金医院胸外科本着多学科、全方面、多频次地与患者交流的理念,以解答患者和家属疑惑为出发点,在多学科整合门诊、微信公众号科普推送的基础上,在病区尝试推行多学科宣教沙龙的创新形式。自 2017 年 3 月起,胸外科与康复科、社工部合作开展了十余期"茫然肺解,了然于胸"肺部小结节宣教沙龙。沙龙摒弃了传统的一对一的宣教,采用多元

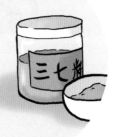

化的视角，以生理、心理相结合的团队合作的方式，为患者带来全新、全面的治疗体验，为更多的医患交流提供了平台，为提高患者的自主性、提高患者的康复速度、降低感染风险、改善患者身心健康提供了可能。这是瑞金医院胸外科的一次创新尝试，受到了广大病友与家属的热烈反响。为了让更多人获益，我们将沙龙的内容集结成册，并进一步扩充、修订，力求此书的科学性、实用性、全面性。

"居庙堂之高则忧其民。"这不仅是前朝名臣的士大夫胸襟，亦是当代医务工作者推动医学科普的初心。希望瑞金胸外医护团队精心编写的这本书能够解答关于肺癌您想知道的所有问题。

编者

2019 年 10 月

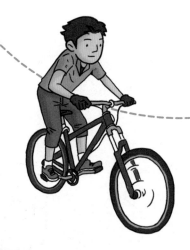

# 目录

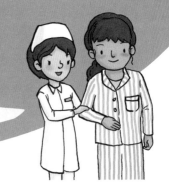

 扫一扫，获取更多"肺腑之言"

9

目录

## 治疗 篇

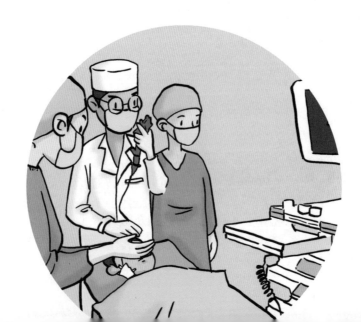

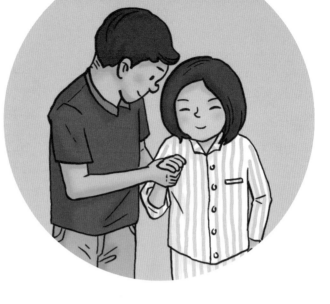

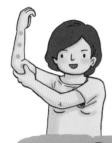

目录

## 心理 篇 　/ 95

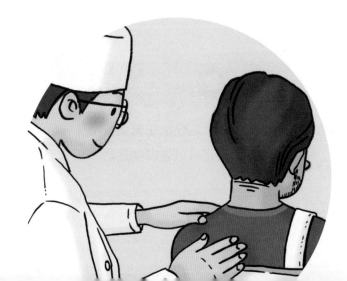

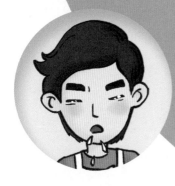

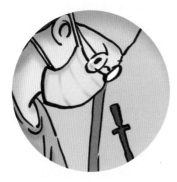

认知

篇

# 一、案例回顾

王先生今年40岁，平日里身体健康，不抽烟不喝酒，而且非常注意养生。可是最近身边不断有亲朋好友被查出得了肺癌，王先生也开始坐立不安：我的肺会不会也有问题呢？要不要去医院检查一下呢？

让我们来看看下面这些情况：

1. 年龄超过40岁。

2. 吸烟或被动吸二手烟。

3. 父母或兄弟姐妹患有肺癌。

4. 没来由地剧烈咳嗽。

5. 咳嗽怎么也治不好。

6. 手指脚趾突然变得肥大。

7. 长期接触有害物质。

如果您的情况符合上述任何一条，请每年进行胸部CT检查。

如果在体检中发现肺部有可疑结节，请3~6个月后再次进行胸部CT检查，或者按照本书后面提到的检查方法和时间间隔进行检查。

# 二、自我测试

请您根据最近一周的情况进行勾选：

| 问题： | 回答 | 评分 | 选择 |
|---|---|---|---|
| **01.**<br>我感到紧张(或痛苦)(A) | 几乎所有时候 | 3 | |
| | 大多数时候 | 2 | |
| | 有时 | 1 | |
| | 根本没有 | 0 | |

| 问题: | 回答 | 评分 | 选择 |
|---|---|---|---|
| | 肯定一样 | 0 | |
| **02.** 我对以前感兴趣的事情还是有兴趣(D) | 不像以前那样多 | 1 | |
| | 只有一点 | 2 | |
| | 根本没有 | 3 | |
| | 非常肯定和十分严重 | 3 | |
| **03.** 我感到有点害怕,好像预感到有什么可怕事情发生(A) | 是有,但不太严重 | 2 | |
| | 有一点,但并不使我苦恼 | 1 | |
| | 根本没有 | 0 | |
| | 我经常这样 | 0 | |
| **04.** 我能够哈哈大笑,并看到事物好的一面(D) | 现在已经不大这样了 | 1 | |
| | 现在肯定是不太多了 | 2 | |
| | 根本没有 | 3 | |
| | 大多数时候 | 3 | |
| **05.** 我的心中充满烦恼(A) | 常常如此 | 2 | |
| | 时时,但不经常 | 1 | |
| | 偶然如此 | 0 | |
| | 根本没有 | 3 | |
| **06.** 我感到愉快(D) | 并不经常 | 2 | |
| | 有时 | 1 | |
| | 大多数 | 0 | |

认知篇

| 问题： | 回答 | 评分 | 选择 |
|---|---|---|---|
| **07.**<br>我能够安闲而轻松地坐着（A） | 肯定 | 0 | |
| | 经常 | 1 | |
| | 并不经常 | 2 | |
| | 根本没有 | 3 | |
| **08.**<br>我对自己的仪容（打扮自己）<br>失去兴趣（D） | 肯定 | 3 | |
| | 并不像我应该做到的<br>那样关心 | 2 | |
| | 我可能不是非常关心 | 1 | |
| | 我仍像以往一样关心 | 0 | |
| **09.**<br>我有点坐立不安，好像感到非要<br>活动不可（A） | 确实非常多 | 3 | |
| | 是不少 | 2 | |
| | 并不很多 | 1 | |
| | 根本没有 | 0 | |
| **10.**<br>我对一切都是乐观地向前看（D） | 差不多是这样做的 | 0 | |
| | 并不完全是这样做的 | 1 | |
| | 很少这样做 | 2 | |
| | 几乎从来不这样做 | 3 | |
| **11.**<br>我突然发现恐慌感（A） | 确实很经常 | 3 | |
| | 时常 | 2 | |
| | 并非经常 | 1 | |
| | 根本没有 | 0 | |

认知篇

| 问题： | 回答 | 评分 | 选择 |
|---|---|---|---|
| | 几乎所有时间 | 3 | |
| **12.**<br>我好像感到情绪在渐渐低落(D) | 很经常 | 2 | |
| | 有时 | 1 | |
| | 根本没有 | 0 | |
| | 根本没有 | 0 | |
| **13.**<br>我感到有点害怕,好像某个内脏器官变坏了(A) | 有时 | 1 | |
| | 很经常 | 2 | |
| | 非常经常 | 3 | |
| | 常常如此 | 0 | |
| **14.**<br>我能欣赏一本好书或一项好的广播或电视节目(D) | 有时 | 1 | |
| | 并非经常 | 2 | |
| | 很少 | 3 | |

### 请分别计算（A）、（D）问题的总分：

→ A（焦虑）总分：_____    D（抑郁）总分：_____

→ 结果解读：

　　0~7：无症状；8~10：症状可疑；11~21：肯定存在症状

认知篇

# 预防篇

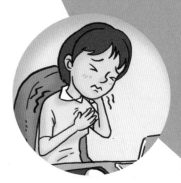

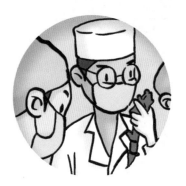

# 一、我的肺是什么样子的

　　肺是人体的呼吸器官，位于胸腔内，通过支气管和气管与外界相通，是进行气体交换的场所。正常人的肺分为右肺和左肺，右肺分为上、中、下3叶，左肺仅分为上、下2叶，其中左肺上叶和右肺下叶约占肺容积的25%，右肺上叶和左肺下叶约占20%，右肺中叶约占10%。对于正常人来说，切除一个肺叶一般不会对日常活动造成比较大的影响。两肺又可根据支气管的走行进一步分为18～19个肺段，因此肺段切除术对于肺功能的保留更有优势。肺的质地柔软，像海绵一样的构造赋予其压缩和舒张的能力。

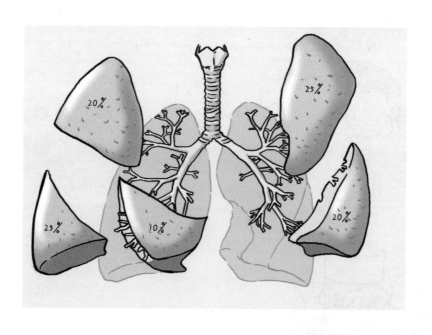

肺组织主要由不断分岔的支气管和末端膨大的肺泡共同构成。

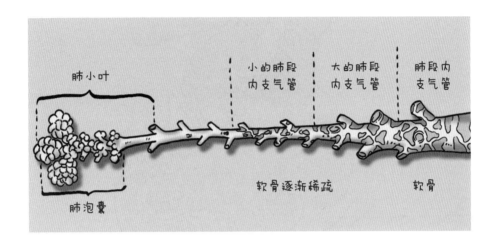

肺泡是人体与外界不断进行气体交换的主要场所，数目很多，外面缠绕着丰富的毛细血管和弹性纤维。肺泡壁和毛细血管壁都很薄，有利于进行气体交换。人通过鼻孔或嘴巴呼吸空气时，空气进入气管往下走，穿过喉部的声带，抵达支气管，再分别进入左右两肺，最终沿着越分越细的支气管进入肺泡。在正常情况下，肺泡内氧气的浓度高，氧气可以经肺泡壁扩散进入毛细血管。在毛细血管的起始处，红细胞中的血红蛋白携带二氧化碳和少量氧气。经过肺泡时，血红蛋白会与氧气结合并释放出二氧化碳，同时溶于肺毛细血管血液内的碳酸氢钠也分解释放出二氧化碳。由于肺毛细血管中二氧化碳的浓度较高，因此二氧化碳会脱离血液，穿过肺泡壁进入肺泡。这一气体交换过程非常迅速，大约只有几分之一秒。人呼气时，二氧化碳离开肺泡，而含氧丰富的血液则回流至心脏。通过肺泡内的气体交换，血液由含氧气少、二氧化碳多的静脉血变成含氧气多、二氧化碳少的动脉血。

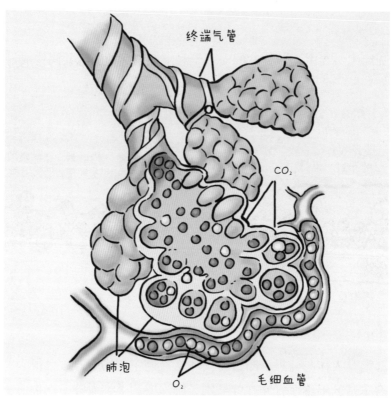

终端气管

$CO_2$

肺泡

$O_2$

毛细血管

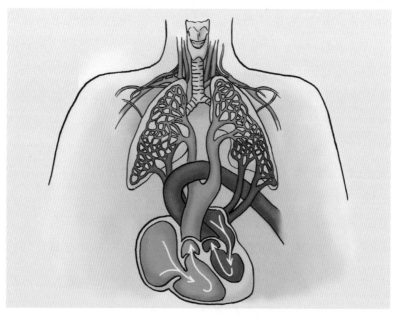

（陈醒狮）

# 二、如何避免得肺癌

肺癌的发病率和死亡率在恶性肿瘤中均排在第一位，我国每年新发的病例超过 70 万，因肺癌死亡的人数超过 60 万，占全球 40%，是名副其实的肺癌大国。既然肺癌离我们这么近，那么有什么好的方法可以防患于未然呢？

在采取措施预防肺癌发生之前，我们需要了解，肺癌的病因主要有吸烟、致癌物质的职业接触、环境污染及遗传因素等。

研究表明，吸烟（包括二手烟）是肺癌死亡率增加的首要原因，开始吸烟的年龄越小，吸烟时间越长，吸烟量越大，肺癌的发病概率越高，吸烟者肺癌的发病概率较不吸烟者高 10 倍，吸二手烟的人群患肺癌的风险比普通人群高 20% ~ 30%。因此，我们一直劝大家要远离烟草，因为烟草不仅会引起肺癌，还会导致心脑血管系统及全身的多类疾病。对于那些已经长期吸烟的患者，如果尽早戒烟，也能够很大程度上降低肺癌的发生概率。

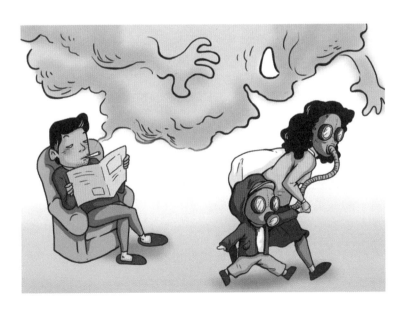

近年来，女性患肺癌的比例明显上升，可能与中国人饮食结构和烹饪方式的特殊性有关（以油起锅，会产生大量油烟），中国女性在为家庭带来各种美味佳肴的同时，也吸食了大量的有害油烟。此外，很多家庭偏好高温煎炸食物，做饭时关闭厨房门窗，导致厨房小环境油烟污染严重，女性长期吸入大量油烟，不仅刺激鼻、眼和咽喉黏膜，还增加致癌风险。因此，在饮食结构上我们应减少煎炸、爆炒的食物，炒菜前提早打开油烟机，做完菜后也要多开几分钟，尽量减少油烟污染。

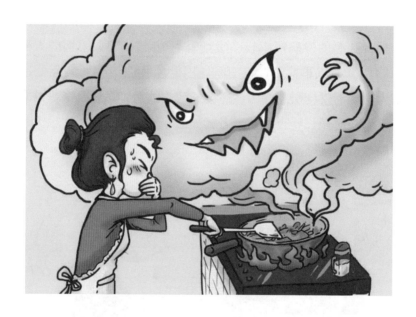

肺癌的职业暴露因素则包括石棉、砷、铬、镍、铍、煤焦油、芥子气、三氯甲醚、氯甲甲醚、烟草的加热产物以及铀、镭等放射性物质衰变时产生的氡和氡子气，电离辐射和微波辐射等。因此，对于从事相关工作的人群一定要做好职业防护，定期进行针对性的体检。

预防
篇

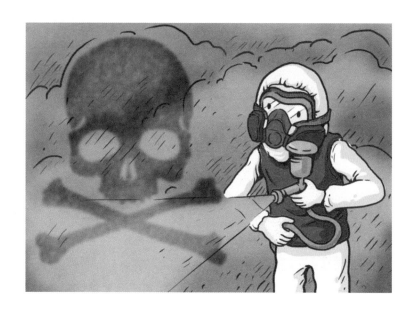

　　人类社会的快速发展给我们带来便捷舒适生活的同时，也带来了诸多的环境问题。目前，空气质量已经成为大家关注的焦点。大家已经习惯于每天出门前查看一下空气质量指数（AQI），以决定是否适合出行或便于做好相关的防护措施。长期暴露于大气污染中的细颗粒物（PM2.5）已被证实可增加肺癌等其他呼吸系统疾病的死亡风险。对于个人来说，在雾霾天气，我们还是应该加强自我防护，尽量减少户外活动，出门佩戴防护口罩，外出归来及时清洁脸部、鼻腔等，可以把空气污染对我们的伤害降低到最低程度。

　　遗传因素并不直接导致肺癌，而是增加肺癌的患病概率。令人欣慰的是，绝大部分导致癌症的因素均来自外在环境，内在的遗传因素和基因突变因素仅占很小一部分。对于有肺癌家族病史的人群来讲，定期体检是预防或早期发现肺癌的最好方法。

此外，我们也必须明白，与癌症发生有关的因素不止以上这些，还有心理健康、情绪状态、工作强度、家庭状况等一系列对身体免疫系统有影响的因素。只有自身的免疫力提高了，身体中损伤或癌变的细胞才能及时被清除。

综上所述，为了预防肺癌，我们倡导积极健康的生活方式，及时戒烟，锻炼身体增强免疫能力，雾霾天气及时做好个人防护，此外，高危人群应进行定期体检等。

（吴　晗）

预防
篇

# 诊断

篇

# 一、肺小结节就诊指南：4种CT的区别及选择

现在体检查出的早期肺癌越来越多，这主要归功于CT检查的普及。CT检查分为"平扫"与"增强"两大类型，两者的区别在于增强CT需要提前注射血管造影剂，有助于观察各个器官及血管中的血流分布。肺部小结节一般不需要增强CT，目前常用的4种胸部CT平扫各有利弊，了解其中的区别及适用范围，对于提高诊疗效率、合理利用医疗资源大有裨益。

## 1. 常规CT平扫

常规CT平扫是目前临床应用最广泛的CT平扫，对设备要求低，绝大多数基层医院也有配备，价格也最便宜，一般体检所做的胸部CT就是这种。普通CT平扫的层距（每一张CT片拍摄的层面之间的距离）通常为8~10mm，故扫描速度也比较快，多应用于急诊。设备的新旧决定了图像的清晰程度，不过由于层距比较宽，很有可能会漏诊小于10mm的肺小结节。

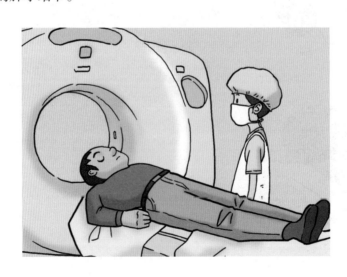

## 2. 高分辨率薄层 CT 平扫

薄层 CT 顾名思义就是层距比较小的 CT，一般层距达到 5mm 就可称为薄层 CT，为达到更小的层距，需要使用更先进的高分辨率 CT（HRCT）。更小的层距、更高分辨率的算法以及更大的矩阵可以带来更多的信息。目前对于肺部疾病最常用的就是高分辨率薄层 CT，与常规 CT 相比，精度更高，分辨率更强，可以看清肺内细小的结构。从下面这张图中，我们就可以直观地感受到 HRCT 与常规 CT 图像的区别。

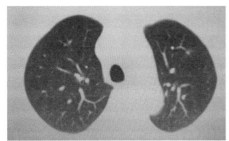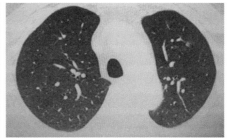

左图为常规 CT，右图为同一病例 HRCT

## 3. 肺小结节三维重建 CT 平扫

这是某些医院放射科针对肺小结节专门开设的检查项目，层距更小（一般小于 2mm），同时使用较新的多排 HRCT，因此对肺小结节的分辨率更高。除此之外，还有以下特点：

（1）可以更精确测定肺小结节的密度，根据 C/T 比值来确定肺小结节为纯磨玻璃结节、混合磨玻璃结节还是实性结节。

（2）可以观察肺小结节与血管的关系，血供对肺小结节良恶性判断很有价值。

（3）可以计算肺小结节的体积，计算结节倍增时间，这也是良恶性判断的依据。

（4）可以通过计算机模拟得到三维立体成像，直观地观察结节的形态、边缘、血管症等良恶性判断指标。

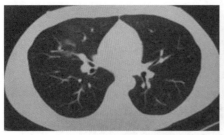
常规 CT

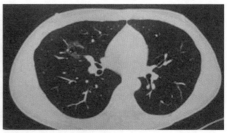
HRCT

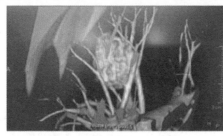
3D 重建

（5）可以通过特殊软件重建结节与气管及血管的关系，对结节定位有极高应用价值，能够有力保障手术中精准切除肺段。

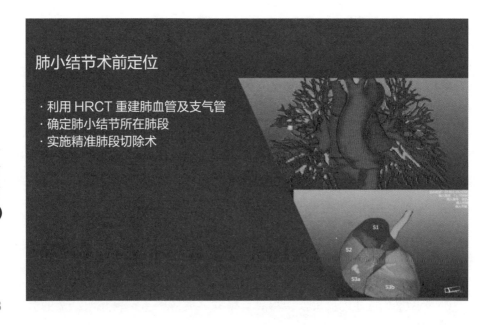

CT 的层距越小，对于判断肺小结节的大小更精确。

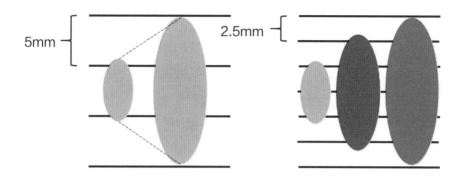

当层距为 5mm 时，跨过 2 个层面的结节的长度范围是 5~15mm。

当层距为 2.5mm 时，同样范围内的结节，长度判断的精确性更高。

## 4. 低剂量螺旋 CT（LDCT）

低剂量螺旋 CT 与普通 CT 的主要区别是前者的辐射剂量较小，大约是后者的 1/4 左右，因此更加适合体检筛查以及短期内需要多次检查的人群，不过价格相对较高。美国国立癌症研究所（NCI）在 2002 年启动了国家肺癌筛查试验（NLST），经过长期研究发现 LDCT 可以显著降低高危人群肺癌的死亡率。因此，LDCT 应用于肺癌筛查的价值得到了广泛的肯定。

那么哪些高危人群需要 LDCT 肺癌筛查呢？

美国目前定义的高危人群为：年龄大于 50 岁，吸烟大于 20 年，戒烟小于 15 年。在中国，鉴于空气污染及生活条件，我们建议 40 岁以上人群，有条件的每年做一次胸部 LDCT 肺癌筛查，尤其是吸烟人群。

具体的筛查流程可以参考下面这张图：

诊断篇

19

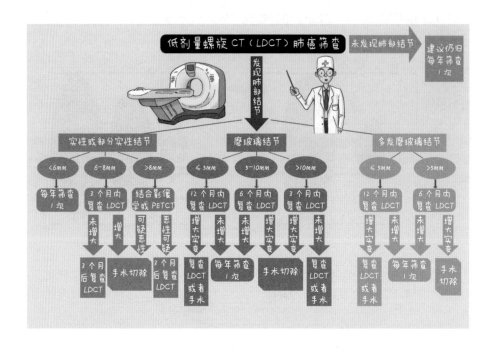

那么如何选择以上四种胸部 CT 检查呢？

（1）体检筛查时可以选择常规 CT 平扫或低剂量螺旋 CT 平扫。

（2）常规 CT 提示有肺部结节，建议薄层 CT 复查。

（3）肺部小结节定期随访，建议薄层 CT 复查。

（4）肺部小结节有可疑变化，怀疑恶性及术前需明确定位的，建议肺部小结节三维重建 CT 平扫。

（韩丁培）

# 二、肺结节是肺癌吗

"你是雾来，我是霾，缠缠绵绵到天涯"，近年来雾霾的阴影笼罩着华夏大地。雾霾卷珠帘，颗颗在肺间，不少人还出现了呼吸道的症状，纷纷到医院就诊。不查不放心，查了更担心，究其原因是很多人都发现了让人纠结的肺部小结节。肺部小结节是不是就等于肺癌呢？今天我们抛弃传教式的概念，来讲一讲如果发现了肺部小结节，下一步该怎么做。

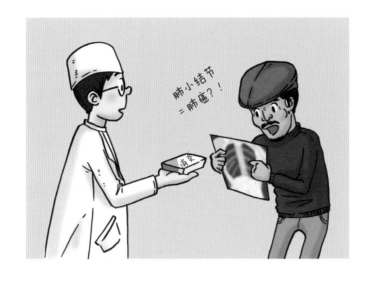

✳ **故事一：小结节吓坏北京"老炮儿"，消炎药击退小结节** ✳

老刘是个土生土长的老北京，典型的"老炮儿"。近两年来因为儿子工作调动，一家人移居上海。前段时间出现了雾霾，老刘出去遛狗后出现了咳嗽，后来又开始流鼻涕，吃了一周的感冒药也没见好转。到医院拍了 CT，结果把他吓了一大跳：右肺见到一个直径约 5mm 的小结节，建议随访。

老刘拿着报告四处求医，医生看了一下老刘带来的片子，右肺上叶有一个磨玻璃结节，大概 5mm 左右，于是用笔标记出他结节的位置，然后告诉他先吃两个星期的消炎药，之后再复查个胸部 CT 平扫就可以了。

老刘差点没急死："大夫，您快给我出个主意呀，这到底是不是肺癌？如果是肺癌，消炎有什么用呢？我是不是要抓紧手术才好？观察啥呀，别耽误我治疗了，我现在说不定还是早期，观察一段时间，别给我整晚期了，我还要抱孙子呢！"

医生找出了其他典型肿瘤的片子给老刘对比参考，告诉他目前他的结节从形态上看确实不像典型的肿瘤，让他先别想太多，观察等待也是一种治疗。老刘抱着试一试的心态，配了两周的消炎药回去吃。

诊断
篇

一个月后他又来到门诊，激动地告诉医生："我的小结节消失了！"医生又仔细对比了一下前后两次的片子，发现这次的小结节确实已经变淡，几乎快消退了，便告诉老刘："没事儿了，您这下可以放心了吧！"老刘这才解开了心结，又恢复了每天遛狗、早锻炼及憧憬抱孙子的充实生活。

## ✳ 故事二：发现结节很纠结，穿刺竟然是结核 ✳

这个故事发生在一位 65 岁的退休阿姨身上，她因为摔伤拍 CT 偶然发现了肺部结节。结节的直径有 2.5cm，圆形，边缘比较光滑。阿姨的女儿是个白领，陪同就诊前在网上查了很多资料，心情复杂而凝重。

看了片子后，医生告诉她们结节确实不算小，但边缘很光整，癌症的可能性不是很大。但鉴于家属及患者的焦虑情绪，医生建议阿姨先做 CT 定位下的肺穿刺。最终，穿刺结果证明是肉芽肿性炎，考虑为陈旧性的肺结核。

## ✳ 故事三：切除结节快又准，微创手术显神效 ✳

小王是个理发店的老板，38 岁，体检发现了肺部小结节。CT 片子上可以看到右肺下叶有一枚大小约 1cm 的结节，边缘形态不规则，进行了两周的抗炎治疗后复查肺小结节三维重建 CT，报告显示结节大小没有明显变化，但结节边缘欠光滑，内部似有实变，伴有血管征，提示恶性的可能性比较大。

小王接受了医生的建议做了胸腔镜微创手术切除。术后病理结果证实为微浸润的腺癌，是个 IA1 期肺癌患者。对于小王而言，这是个非常早期的肺癌，不需要做任何的化疗和放疗，治愈的可能性达到 90% 以上，术后只需要定期复查。开完刀后三天小王就出院了，如今依旧和他爱人经营着他们的爱情理发屋。

看完这三个真实的小故事，我们可以从中得到一些启示：肺内结节，不容忽视，但也不必惊慌。

## 观察和消炎也是种治疗

大多数患者以及家属在发现肺部结节后都非常紧张、甚至焦虑，对于医生"观察""消炎"的建议非常不能理解，生怕耽误治疗。一般来说，医生建议观察和消炎治疗的患者当中有相当一部分都是"肺炎""结核瘤"等良性的结节，冒着手术的风险去切除肺叶，实在是得不偿失。日常的门诊工作中，这类"小结节"的患者占较大的比率。对于这部分患者，最有帮助以及最有价值的治疗，就是定期的随诊和复查。

## 2~3个月后复查会使癌症扩散吗

对于2~3个月后复查的建议，很多患者及家属都会产生这样的疑问：如果真是癌，3个月的时间癌症会不会扩散？答案当然是否定的。之所以选择这样安排观察，主要是从肿瘤的生物学行为角度出发的。肿瘤的生长有一个倍增的时间，一般认为是2~12个月，也就是说肿瘤最快2个月才能长大一倍。对于肺部的小结节，长大一倍也尚属较早期，很难发生快速的扩散转移。

## 越早切除，效果就越好吗

生活中还有相当一部分患者及家属抱有"越早切除，效果就越好"的观点，这显然也是片面的。肺部结节越小越难定性，但越小越倾向于良性。打个比方，有一个刚出生的婴儿，我们知道他是人类而不是动物，但是如果要具体说明这个婴儿长得像爸爸还是妈妈，这就不好判断了，中国有句古话"女大十八变"讲的也是这个道理。因此规律地随访观察，动态监测结节的变化，怀疑为恶性，再行手术切除，否则尽量不选择手术治疗，这是国际公认的做法。

肺部结节莫惊慌，大小密度和形状，实性非实磨玻璃，定期随访享安康。

诊断篇

（杜海磊）

# 三、纠结的肺部小结节

## 拿什么拯救你，我的肺部小结节

随着我国社会的快速发展，空气污染问题摆在了大家面前，给我们的肺又带来一丝隐忧。如果近期你还参加过体检，并在报告单发现肺部"小结节"这个高频词，不知道会不会更加寝食难安？

### 肺部结节是"神马东东"

肺部结节是指肺部实质内类圆形、境界清楚、直径小于等于 3cm 的软组织病灶。临床上把肺实质内小于等于 3cm 的病灶称为结节，大于 3cm 的病灶称为肿块，而小于 2cm 的结节多称为小结节，小于 5mm 的结节称为微小结节。之所以这样定义，是因为结节的大小与结节的良、恶性具有一定程度的相关性，大于 3cm 的病灶多为恶性，而更微小的结节，良性的可能性居多。胸部 CT 检查时发现的密度轻度增高的云雾状淡薄影/类圆形结节，样子像磨砂玻璃一样，又称为磨玻璃影结节即 GGO。结节内部的实变与生长速度的加快（范围变大）常意味着病变性质的转变——肺部磨玻璃结节（GGO）可以由非典型腺瘤样增生（AAH）或原位腺癌（AIS）逐步演变为微侵润腺癌（MIS）、侵润性腺癌（IAC）。

### 肺部小结节的病因有哪些

随着低剂量 CT 的普及和空气污染的加重，现在发现肺部小结节及磨玻璃影的患者越来越多，这些肺部小结节真的是"来者不善"吗？其实肺部小结节的性质多种多样，总的可分为良性与恶性病变两种。良性结节包括炎性假瘤、错构瘤、结核球、肉芽肿、肺脓肿、硬化性血管瘤、真菌球等，癌前病变包括非典型腺瘤样增生，恶性的则可能是原发性肺癌或肺转移瘤。所以，肺部小结节并非一定就是肺癌，还有许多良性疾病也可以表现为小结节。

## 如果发现肺部结节该怎么办？

体检时发现肺里长出"小结节"的现实，有时对患者来说就像是发现了一枚定时炸弹，给患者和家属带来了无比巨大的心理压力。那么怎样看待这些偶然发现的肺内小结节病变？又应该如何处理呢？如果体检发现肺部有小结节，先不要担心，它不一定是癌。对于不明性质的结节，进行规律的随诊，强于一切检查和治疗！我们建议针对不同的人群采取不同的 CT 随访检查方案。

根据年龄、家族史、接触史等，我们将人们患上肺癌的可能性分为高风险和低风险两类人群。

**高风险人群**主要包括：①年龄在 40 岁以上者；②长期吸烟或被动吸烟者；③曾经接触石棉或放射性元素者；④既往有肺结核病史或长期肺部慢性炎症患者；⑤有肿瘤个人史或家族史，特别是肺癌家族史者。这些人若发现肺部小结节时，千万不要掉以轻心，应当积极接受正规的检查和及时的治疗。我们建议：

小结节直径小于等于 4mm 时，复查周期建议为 12 个月，如小结节无明显变化，可以停止复查。

小结节直径为 4～6mm 时，复查周期建议为 6～12 个月，如果无变化可将复查周期延长为 18～24 个月。

小结节直径为 6～8mm 时，复查周期建议为 3～6 个月，如果无变化，可适当延长至 18～24 个月。

结节直径大于 8mm 时，可以在第 3 个月、9 个月、24 个月进行增强 CT、PET 或穿刺检查。

标准听起来似乎永远都是那么复杂，其实很简单：当你发现肺部出现小结节时，一定要找专业的胸外科、呼吸科医生诊治，按照医生的要求规律地复查、动态地随访。

诊断
篇

**除高风险人群外，其他称为低风险人群，针对低风险人群的建议是：**

小结节直径小于等于 4mm 时，不用复查。

小结节直径为 4～6mm 时，进行复查，周期可为 12 个月，如果复查时小结节无明显变化，可以停止复查。

小结节直径为 6～8mm 时，可以将复查周期定为 6～12 个月，如果复查后无变化，可以将复查周期延长至 18～24 个月。

对于直径大于 8mm 的小结节，可以在第 3 个月、9 个月、24 个月进行增强 CT、PET 或穿刺检查。

（杜海磊）

# 四、什么是磨玻璃结节

## 您还在"谈磨色变"吗

我是近年来的"网络红人"——大名鼎鼎的磨玻璃结节，人送外号 GGO 或 GGN，这也是我的英文名字。我经常在胸部 CT 检查时被放射科大夫逮到，我常常以密度轻度增高的云雾状淡薄影结节为表现，样子像磨砂玻璃一样。我有三个兄弟，纯磨玻璃、混合性磨玻璃及实性结节。很多人看到我们时就像看到了群魔乱舞一样，其实大家对我还不够了解。

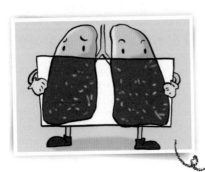

大家不要谈到我或者我兄弟时就脸色大变，其实我不一定就是癌。有时候，肺部炎症、纤维化、肺内淋巴结、炎性假瘤等都可以造成我的出现。下面先给大家看看我良性的造型。

这样那样造型的我，其实不是肺癌

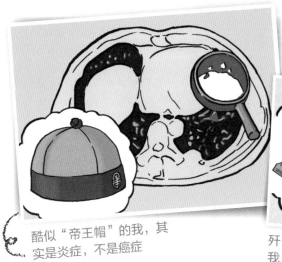

酷似"帝王帽"的我，其实是炎症，不是癌症

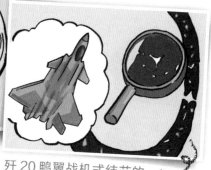

歼 20 鸭翼战机式结节的我，其实是肺内淋巴结

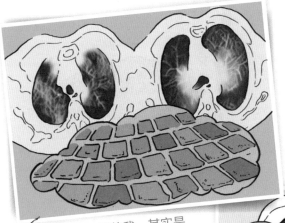

铺路石一样的我，其实是肺泡蛋白沉积症

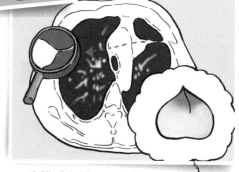

寿桃或蟠桃一样的我，其实是炎性假瘤

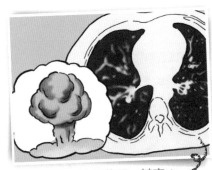

结节内出现的蘑菇云，其实是隐球菌感染，不是肺癌

27

那么究竟什么样子的我才是肺癌呢？

下面各种造型的我，都是不一样的我，您一定需要注意了

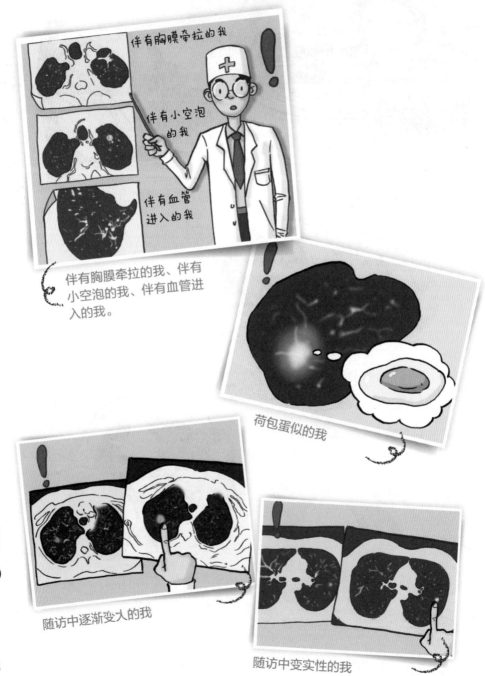

伴有胸膜牵拉的我

伴有小空泡的我

伴有血管进入的我

伴有胸膜牵拉的我、伴有小空泡的我、伴有血管进入的我。

荷包蛋似的我

随访中逐渐变大的我

随访中变实性的我

诊断篇

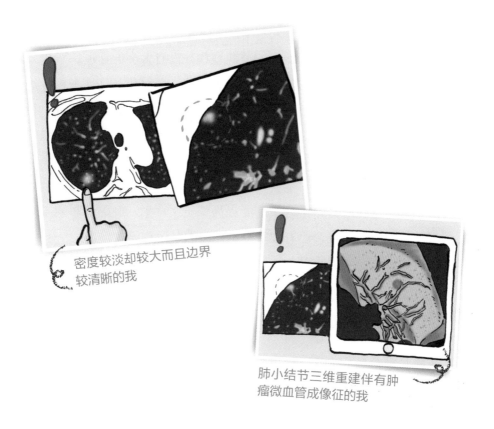

密度较淡却较大而且边界
较清晰的我

肺小结节三维重建伴有肿
瘤微血管成像征的我

低剂量薄层 CT 配合肺结节的三维重建，以及定期动态 CT 观察有助于看清我的本质。伴有明显分叶、空泡、胸膜凹陷征或明显实性成分（荷包蛋样）的我，需要您的高度警惕；同时，随访过程中逐渐变大的我，慢慢变实的我，兼有肿瘤微血管成像征的我，都已变质，提示恶性病变，需要及早治疗。

（杜海磊）

# 五、肺癌会有哪些症状

在医学教科书上，肺癌的典型症状包括刺激性咳嗽、痰中带血或咯血、消瘦等，这些都是原发肿瘤引起的症状。此外，有一小部分患者是没有任何症状的，仅在常规体检、胸部影像学检查时发现。

在肺癌的检查手段中，过去使用最多的是胸部 X 线片，也就是我们常说的胸片。然而胸片对于肺癌的早期发现并没有太多的帮助，难以发现小于 1cm 的肺癌或被心脏遮挡的中心型肺癌。肺癌患者往往在癌症进展增长到一定程度，出现典型的症状和胸片表现之后才会被发现。目前，对于肺癌的早期筛查，仍然没有针对性的抽血化验指标。随着低剂量螺旋 CT 的普及以及人们健康意识的增强，越来越多的早期肺癌在体检中被筛查出来。

肺癌越早发现越好，早诊早治能提高肺癌生存率。肺癌的早期发现不能仅仅依靠常规体检，还需大家有足够高的警惕意识。

当身体出现以下信号时，需提高警惕：

# 1. 咳嗽

咳嗽是最常见的症状，如果出现频繁咳嗽而且持续不缓解，尤其是痰里带血的情况，那么一定要引起注意。有一半以上的肺癌患者早期会出现连续咳嗽且非常频繁。另外，肿瘤如果生长在支气管肺组织上，可能会引起刺激性咳嗽。所谓"刺激性呛咳"，就好似气道里呛入一粒米饭，身体做出应激反应导致咳嗽不受控制。此外，有些患者会在日常活动中感到气促，既往无心血管方面的疾病，也需警惕肺癌的发生。

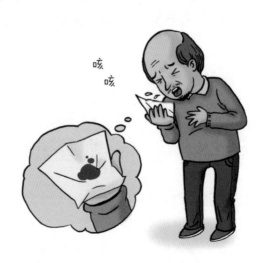

## 2. 疼痛

肺癌如果出现胸内扩散或者肺外转移还会产生其他的一些症状，这时候更需要高度警惕。

肺部肿瘤如果侵犯胸膜或压迫神经，会造成患者胸部、肩部、背部或手臂疼痛，如果这些部位在没有外伤的情况下出现疼

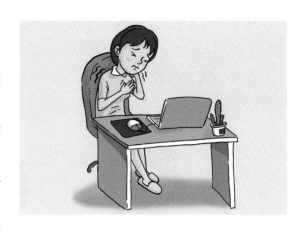

痛，尤其是在咳嗽和呼吸时加重，需要密切关注。高达 50% 的肺癌患者在发现时有胸痛或肩痛状况。

## 3. 其他症状

此外，肿瘤细胞直接压迫或转移导致淋巴结压迫喉返神经可能发生声音嘶哑，侵犯或压迫食管可能引起吞咽困难，这两种症状需要与食管癌进行鉴别。

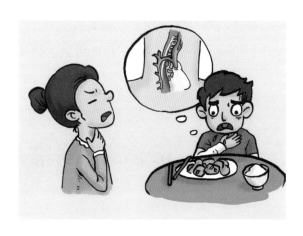

上腔静脉是上半身的一条重要血管，如果被肿瘤压迫或阻塞则会引起上腔静脉阻塞综合征，可表现为头面部和上半身淤血水肿、颈部肿胀，患者常感觉领口一天天地变紧。肺癌如果生长在最顶端的肺尖部则称为肺上沟瘤或 Pancoast 瘤，容易压迫颈部交感神经，引起 Horner 综合征，可表现为眼睑下垂、瞳孔缩小、眼球内陷，额头和胸部少汗或无汗。在排除其他疾病的情况下出现这些症状，都需要进行进一步的筛查。

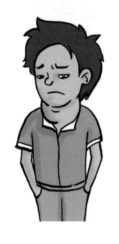
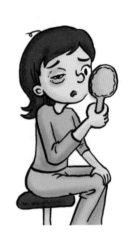

因此，当身体出现以上相关的信号，一定不能掉以轻心，及时至医院进行检查，早诊断，早治疗，可大大提高肺癌患者的治愈率。

（吴　晗）

# 六、诊断肺癌需要哪些检查

做个体检，发现癌胚抗原、神经特异性烯醇化酶、糖类抗原 125 什么的升高了，会不会是肺癌啊？紧张死了！

有点咳嗽发低烧去医院拍个胸片或 CT，发现肺上面有一个结节或肿块，会不会是肺癌啊？吓死了！

遇到上述情况，大家先不要慌张，首先我们要搞清楚筛查和确诊检查的区别。每年的体检项目都是筛查，结果阳性并不是确认你得了什么肿瘤，而只是提醒你某些器官可能出现了异常，需要进一步的确诊，也就是诊断性检查。例如，体检时各种肿瘤血液指标异常仅仅是怀疑恶性肿瘤（比如肺癌）的可能性，下一步需要关注的是肺部的影像学检查（X线摄片、CT），看有没有发现肺部结节或肿块。如果有，这也仅仅是定位检查，而非定性检查，并不能确诊一定是肺癌。

有可疑症状时及时就诊也是非常重要的。那么需要做哪些检查呢？

# 1. 影像学检查

（1）X线透视

X线透视是肺部检查的基本方式，方便又便宜，可安装于流动体检车内，常用于入职入学体检、各类考试体检等。可以动态观察呼吸活动度，但由于技术限制，一般较难发现较小的肺部病变，而且需要持续暴露在X线下，目前应用不广泛。

（2）X线胸片

胸片是目前临床上应用最多的胸部检查方式，相对于透视，其射线量大大减少，如有需要可以反复多次拍摄，并且价格低廉。移动式X线胸片机器的便捷性（例如床旁胸片）是其他检查不可替代的。

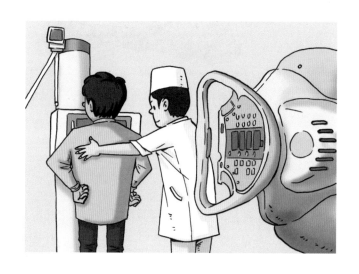

根据肺癌在胸片上的位置可分为中央型及周围型，通常说的肺部阴影即是肺癌在胸片上的表现之一。需要注意的是，发现肺部阴影也不一定就是肺癌。肺炎、肺良性肿块、肺结核等也可以表现为肺部阴影。但由于分辨率及其他器官遮盖的限制，胸片较难发现肺内的小病灶。

（3）胸部 CT

CT 影像采用断层扫描的技术，能够获得比胸片多数百倍的信息，使断层解剖学及影像学完成了一次质变的飞跃。凭借其断层扫描、高分辨率的特点，能够发现胸片不能发现的病变，对于肺内小病灶（小于1cm）的显示有着胸片不可比拟的优势，最新的高分辨率 CT 对于毫米级的结节也能显示其内部结构。凭借电脑计算模拟，还可以得到肺部小结节的三维重建影像，更有利于医生的诊断。随着国产设备的兴起，CT 的检查价格也在不断降低，越来越多的单位为其员工提供了每年的CT 检查。可以说，胸部 CT 检查是目前评估肺内病变的最佳方式。

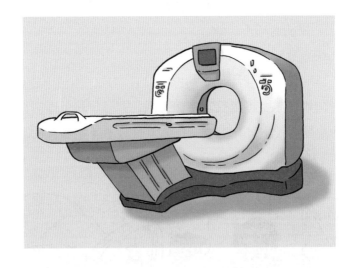

目前 CT 在肺癌筛查中的价值也已被证实，对于肺癌高危人群，定期 CT 检查是十分有必要的。

（4）PET-CT

PET-CT 在 CT 的基础上增加了评估病灶的生化代谢状况的功能，除了 CT 的定位功能外，还能够对病灶定性。一般来说，高代谢病灶往往是恶性的，但其准确性也并不是百分百，炎症病变的代谢值同样也是升高的。PET-CT 结果受血糖浓度的影响，对于较小病灶（小于 1cm）的定性也同样受限，目前通常应用于肿瘤术前分期、术后检查肿瘤复发等。

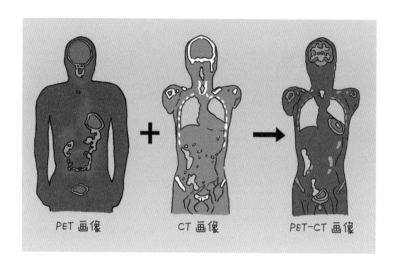

（5）MRI 检查

磁共振（MRI）检查是一种无创、无辐射的检查方式，但有诸多限制，例如对有金属植入物、心脏起搏器的患者禁止使用。MRI 的优势主要在于分辨软组织，因此对于肺并不是最佳检查方式。目前主要应用于纵隔疾病及肺癌患者头颅检查排除脑转移。

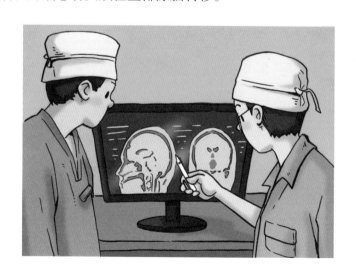

诊断
篇

（6）骨扫描

骨扫描主要用于评估是否有肺癌骨转移，但其结果会受到其他因素影响，例如：骨关节炎、骨折等，需要进一步检查确认。此外，骨扫描的敏感性也低于PET-CT，对于肺癌怀疑有转移的患者，PET-CT是首选。

## 2. 其他检查

（1）肿瘤指标 / 肿瘤标志物

肿瘤指标是最常用的抽血检查肿瘤的方式，一般体检都会检验数个比较经典的肿瘤标志物，例如：CEA，CA199，CA125，AFP，NSE等。但需要注意的是，血液肿瘤指标只能做参考用，肿瘤标志物阴性不代表没有得癌症，因为大多数肿瘤患者的肿瘤指标并不升高；而且目前并没有针对某个癌症的特异性指标，因此肿瘤标志物升高也不能确诊某种癌症，诊断肿瘤还需结合其他检查结果。在肿瘤术后随访中，肿瘤指标是一个较常用的复发检测方式。

（2）痰液找脱落细胞

痰液找脱落细胞是临床常用检查肺癌的方法，具有便捷、经济、诊断价值高的特点。其原理是，发生于支气管上皮的肿瘤会有一小部分细胞脱落到支气管腔中，随着痰液排出，因此，中央型肺癌的检测阳性率高于周围性肺癌，只要痰液中找到肿瘤细胞即可确诊肺癌。但痰液找脱落细胞的总体阳性率较低，有时需要患者连续数日咳痰检查，以提高检出率。具体方法是采集清晨新鲜痰液，咳痰前应先漱口，用力将肺深部的痰咳出，并立即送检，连续做 3 ~ 4 次。

（3）胸水检查

如果伴有胸腔积液，可以做胸水脱落细胞学检查：有胸水的可疑肺癌患者，抽取胸水后做涂片检查，肺腺癌的阳性检出率较高，但胸膜间皮细胞容易与恶性细胞相混淆，应防止误诊。

（4）超声检查

超声是一种无创的检查方式，具有经济、便捷、可重复性高的特点。肺癌患者主要用超声评估浅表淋巴结、肝脏及肾上腺有无转移。对于超声发现的肿大淋巴结，可直接细针穿刺进行细胞学检查，对于评估淋巴结转移具有一定的应用价值。

（5）支气管镜检查

支气管镜属于内镜检查，直接观察气管、支气管内病变情况，并可直接取病灶活检做病理检查，对于中央型肺癌有很高的诊断价值，对于指导手术的切除范围也有指导性意义。在气管镜下直接观察肺癌可有各种各样的表现：外生性肿瘤可见有菜花状、乳头状、结节状病变，大部分突入管腔、阻塞支气管。浸润性肿瘤表现为局部粘膜增厚、粗糙不平、表面充血、易出血，管腔可有不同程度的狭窄。管腔外肿瘤在相应肺段开口可见血性分泌物，支气管腔狭窄呈裂隙样或漏斗样；癌肿相应部位的支气管受压向腔内膨隆，管腔变形、变小，局部支气管壁活动受限。

结合最新的医疗技术，例如：磁导航支气管镜诊断系统（ENB）、仿真支气管镜技术，对于周围型肺癌也能够精确实时定位，到达常规气管镜遥不可及的部位。

除了进行病理活检（经支气管细针穿刺活检 TBNA），也可以进行局部治疗。纤维支气管镜检查时可以吸出分泌物或刷检后涂片做细胞学检查，也可取小块组织做病理学检查。

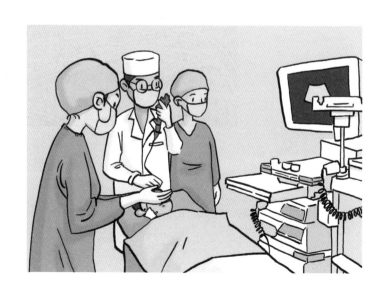

诊断 篇

（6）CT 引导经皮肺穿刺

对于周围型肺肿物，常规支气管镜无法从内部到达目标部位，而CT 引导的经皮肺穿刺则可从外部精确定位并穿刺活检。但 CT 定位穿刺容易受到骨骼遮挡，以及呼吸活动的影响，对于较小的结节定位有一定困难。如果结节靠近血管，还有出血的风险，此外，气胸、穿刺引起的肿瘤播散也是医生的顾虑。

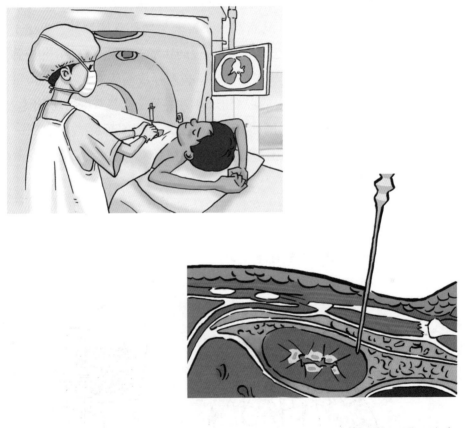

（韩丁培　周　翔）

诊断篇

# 七、我的肺出了问题，为何要查脑部和骨骼

老王最近因咳血在医院查出了肺癌，入院准备接受手术治疗，原本着急手术的老王见医生还要他做头颅磁共振和骨扫描检查，就问医生：我得的是肺部癌症，为什么还要耽误时间给我查脑子和骨头？

医生的一席话打消了老王着急的心情：原来，肺癌是目前中国发病率及死亡率最高的恶性肿瘤，很多患者发现症状时已经是肺癌中晚期，已经出现不同脏器的转移。肺癌转移是临床非常常见的现象，也是导致肺癌患者死亡的重要原因之一。一般来说，肺癌发生远处转移是不适合手术的，因为手术并不能使已经转移的肺癌患者在生存上获益，这部分患者应该接受放化疗或者其他辅助治疗。而肺癌最容易转移的两个部位就是脑部和骨骼！

那么肺癌转移到脑部和骨骼会有什么症状呢？

## 1. 肺癌脑转移症状

头痛是最常见的症状，时常伴有呕吐，特点为喷射性呕吐；若出现视力障碍，则说明肿瘤已经压迫或侵犯到视神经。肺癌脑转移还可出现黑蒙、意识障碍、血压增高、脉搏减慢，严重者可因肿瘤压迫产生脑疝导致呼吸停止。

近年来行脑 CT 或磁共振检查的肺癌患者越来越多，从而发现了许多无症状的脑转移患者，为治疗赢得了时间。因此脑 CT 或磁共振应列为肺癌患者的常规检查，以尽早发现脑转移。

诊断篇

## 2. 肺癌骨转移症状

骨转移早期一般无任何症状，骨转移症状与转移的部位、侵犯程度有关。如肋骨转移多表现为胸壁局部有明确压痛点的疼痛，脊髓转移可引起后背部疼痛，四肢骨转移引起该部位的局限性疼痛。疼痛剧烈时，可至疼痛科就诊，应用止痛剂。

骨转移引起的疼痛可严重影响患者的生活质量，如肿瘤转移到机体承重骨如颈椎、胸椎、腰椎等部位则可造成瘫痪。因此对肺癌出现骨转移的患者应及时治疗，包括止痛、抗肿瘤治疗及骨科功能性手术等。

（韩丁培）

# 八、肺癌手术前我们需要做哪些准备

"医生告诉我，肺癌诊断明确，需要做手术。我没有传说中的惊慌失措，也没有想象中的一蹶不振。虽然医生术前谈话时告知了我各种手术并发症和手术风险，不紧张是不可能的，但是我更想知道，我具体需要做什么，需要准备什么。知道的细节越多，我才越有信心……"

这可能是很多肺癌手术患者术前的心声，那么下面我们就来说说肺癌术前必须做的，也是患者力所能及的一些准备工作。

## 1. 戒烟

吸烟会导致气管内分泌物的增加，痰液增多，增加术中术后的感染概率，更严重的可能导致痰液阻塞气管而发生窒息。因此，术前需至少戒烟 2 周。

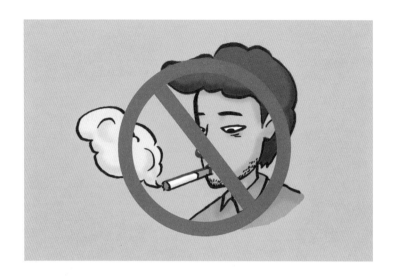

## 2. 注意保暖

术前我们要时刻注意保暖，避免受寒，以免延误手术时机，影响术后身体恢复。

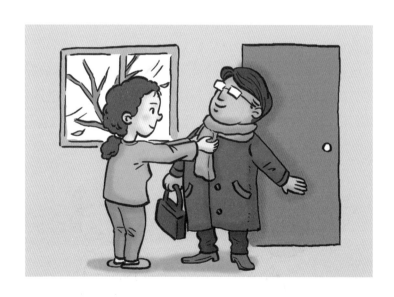

## 3. 停服抗凝药物 1 周

常见的抗凝药物包括阿司匹林、波立维、中药活血药等。如果抗凝药是平时必需的治疗用药，建议咨询医生，可以使用皮下注射低分子肝素作为替代。

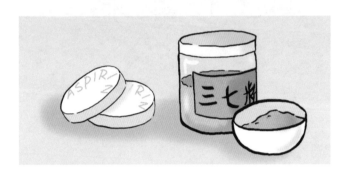

## 4. 术前锻炼

适当的活动是必要的，但这里指的锻炼并不完全是一般意义上的锻炼身体，我们所说的是功能锻炼。比如呼吸功能锻炼，我们要着重介绍一下有效咳嗽、咳痰的方法：深呼吸 2～3 次，然后深吸气后屏气 2～3 秒，再用力的咳嗽，使痰液咳出。合理使用肺功能锻炼器也是安全有效的。此外，可以做一些轻缓的运动，如散步、打太极等来改善肺功能。

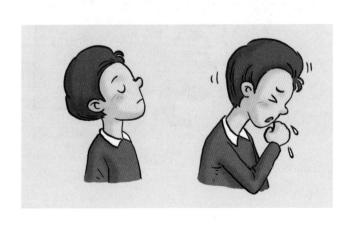

## 5. 健康饮食

除了某些特殊需要的饮食，一般我们对饮食的要求就是健康饮食。不能因为马上要动手术，感觉要大伤元气，就在术前"大鱼大肉"狂补身体。要知道有时你自认为补充的营养，并不一定是身体所需的。合理全面地摄入多种饮食，合理分配进餐时间，安排好合适的进餐量才是正确的、健康的选择。

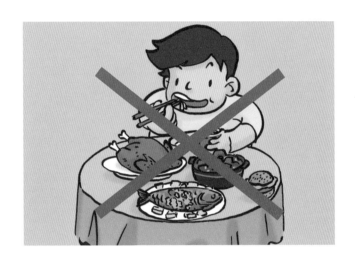

## 6. 心理准备

住院后由于所处的环境及角色改变，生活状态发生变化，适应能力普遍下降，依赖性会明显增强，甚至会出现轻度的焦虑、紧张等情绪，这些都属于正常适应范围，不必过于担心。在医务人员和家人的帮助下应该尽快适应医院的特殊环境，完成角色的转换，从而保持良好的情绪、乐观的心态，正确对待疾病、认识疾病、相信自己，变被动为主动，积极同疾病作斗争，最终获得自身健康的恢复。

（范丽丽）

诊断篇

治疗

篇

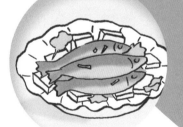

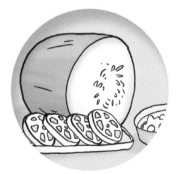

# 一、为什么手术前要定位

一般手术的原则是在保证完全切除病灶的基础上，对于正常的组织尽量少切除、多保留，这样患者术后的生理功能、生活质量更有保障。很多患者由于病灶小、密度低、肉眼不易分辨，在手术过程中难以准确定位，如此一来可能导致病灶组织残留、切除过多的正常组织或增加手术时间。术前定位可以帮助医生在手术过程中顺利找到病灶后精准切除，保证既不"放过一个"，也不"滥杀无辜"。

胸外科常见的肺部结节患者，一般都没有什么症状，大多是在体检或者肿瘤筛查过程中行胸部CT发现的。尤其是一些密度低的磨玻璃结节，隐藏在肺叶之中，术中很难精准定位。与此同时，需要手术治疗的肺小结节患者，有很大一部分怀疑是早期肺癌或良性结节，他们通常不需要切除整个肺叶，而是推荐肺段切除或肺楔形切除等范围更小的手术。因此，术前定位能够帮助医生选择合适的手术方式，精准地切除病灶，提高患者术后生活质量。

术前定位肺部结节的方法多种多样，包括放射性核素成像、靶向分子成像、近红外线成像以及CT引导和螺旋线定位等。现阶段临床上应用最广泛的是CT引导下钩针定位。这种方法是在术前再次行CT扫描，同时在CT影像的协助下，局麻后进行穿刺，将用于定位的钩针准确放置于病灶区域。这样术中就能很方便地发现病灶，准确将其切除。当然，术前穿刺定位毕竟是有创操作，有可能出现脱钩、肺内出血、气胸、血胸等并发症。总体来说，CT引导下钩针定位安全可行，患者不必过度担心，只要配合医生操作，有不舒服时及时告知医护人员，通常都能顺顺利利完成定位及手术。

此外，部分医院开展了电磁导航支气管镜（ENB）引导下染料标记肺部结节的技术，研究表明这种新技术联合微创手术治疗肺部小结节定位准确、安全可行。

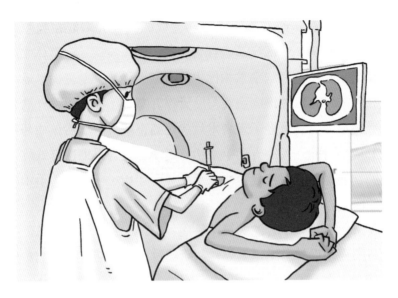

（金润森）

# 二、什么是微创手术

一提到"手术"，很多患者都很恐惧。确实，手术是一种有创的医疗操作，对患者的身体和心理都会带来一定创伤，因此尽可能地减少创伤是外科医生一直以来的追求。随着医学的发展，"微创"的概念逐渐得到人们的重视，微创技术已深入到医学的各个领域。那么，什么是"微创手术"呢？顾名思义就是微小创伤的手术，是指利用腹腔镜、胸腔镜等现代医疗器械及相关设备进行的手术。现代微创手术的核心是以人为本，贯穿在医疗活动的始终，目的是维持患者内环境稳定，通过最小的组织器官创伤、最轻的全身应激反应、最完美的伤口愈合来达到最理想的医疗效果。

胸外科一般所说的微创手术主要是利用电视辅助胸腔镜进行微创治疗，是将腔镜器械经胸壁戳孔放入胸腔内，通过观察屏幕上传回的图像完成胸腔内的手术操作。胸腔镜有诸多优点，胸壁切口小，不必撑开肋骨，不影响胸廓完整性，术后疼痛较轻，对呼吸影响小。

治疗

篇

47

理论上来说，传统开胸手术能够完成的病种大多能在胸腔镜下完成，包括胸膜疾病、肺部疾病、食管疾病、纵隔疾病等。具体来说，微创胸腔镜手术和传统开胸手术相比主要有两大优势：一方面术后疼痛明显减轻，胸外科术后的疼痛主要与肋骨撑开有关，因此不撑开肋骨的小切口胸腔镜手术显著减轻了患者术后的疼痛，减少了术后镇痛药物的应用剂量和应用时间；另一方面手术切口更小，配合早期康复锻炼，患者术后心肺功能等各方面恢复更快，术后并发症相对传统开胸手术明显减少，住院时间亦明显缩短。

　　近年来，随着人工智能的快速发展，出现了一种全新的微创手术方式——机器人辅助外科手术。外科医生通过控制智能机械系统对患者进行腔镜手术，与传统微创手术相比更加精准，术中创伤及术后疼痛更轻，患者术后恢复更快。我们将在后续章节里详细介绍机器人辅助微创手术。

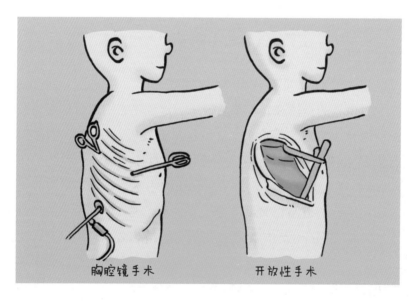

胸腔镜手术　　　　　　　　　开放性手术

（金润森）

# 三、达·芬奇机器人手术是机器人给我做手术吗

现阶段患者在医院里及电视、电台等媒体中越来越多地听到"达·芬奇机器人手术"这一新鲜事物，究竟什么是"达·芬奇机器人手术"，是机器人在给患者做手术吗？

目前临床上使用较多的胸腔镜手术微创、高效，但同时也遇到了一些列发展瓶颈，如手术视野有限、胸腔镜器械不够灵活等。如果在完成胸部手术时有一双灵活的手能到达胸腔最细微的解剖部位，一双神奇的眼能随心所欲地观察手术视野，同时又能降低患者的手术创伤，这该多好啊！在这种需求下，达·芬奇机器人手术系统应运而生。20 世纪 90 年代 Intuitive 公司以伟大的艺术家达·芬奇在 1495 年设计出的仿人型机械为基础，将最先进的太空遥控机械手臂技术转化为临床应用，研制出医疗手术机器人，命名为"达·芬奇机器人"。2000 年 6 月，达·芬奇外科手术系统成为了美国 FDA 批准的第一个用于腔镜手术的自动控制机械系统。达·芬奇手术机器人，长得并不像一个"人"，而是由外科医生控制台、四条机械臂系统及高清成像系统三部分组成。控制台距离手术操作的无菌区数米开外，主刀医生在操作台上调动双手双脚，发出移动、捏夹、拉扯、打结等动作指令，这些指令通过光纤数据线传递给机械臂，由机械臂完成一系列操作。

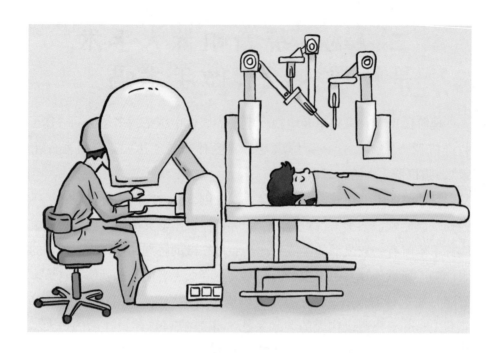

那么达·芬奇机器人手术系统的独特优势到底有哪些呢?

## 1. 高清立体成像系统

大家应该都看过 3D 电影,其画面立体、真实,给人身临其境的感觉,而达·芬奇系统所配备的成像系统正是立体成像系统,同时具有 10 倍光学放大的视野。相比传统平面视野的胸腔镜,医生在术中可以观察的术野更加清晰,无疑对手术大有裨益。

## 2. 360° 旋转机械手腕

想必大家会被"机器人缝葡萄皮"的网红视频所吸引。灵巧的仿真机械手腕是机器人系统的又一大利器,全方位角度旋转可以使主刀医生的操作更加流畅自如,这一点在器械缝合打结等方面优势更加明显。

### 3. 防震颤过滤系统

机器人系统带有震颤过滤系统，通过机械臂可以有效地滤除人手的自然震颤，使主刀医生的操作更加平稳，很大程度上增加了手术的稳定性和可靠性。

自从达·芬奇机器人应用于胸外科领域，国内外越来越多的医院和医生开始开展这项新技术。据统计，从2006年至2017年，国内胸外科达·芬奇手术已逾8000例，涵盖了肺、食管及纵隔等几乎所有的胸部手术种类，临床疗效提示达·芬奇机器人胸部手术不仅安全、可行，还可以发挥精准、微创等优势。

达·芬奇机器人颠覆了主刀医生直接在患者身上操作的传统，使主刀医生可以"远离"患者，坐在控制台前舒适地操纵机器人机械臂为患者手术，是微创手术应用的拓展。但达·芬奇机器人手术归根结底仍是医生在为患者进行手术，主刀医生需胆大心细地操作控制台完成一些列手术操作，手术台上需要辅助医生共同协助完成手术。除此之外，整个手术还需要专科器械和巡回护士、机械工程师等团队成员来共同协助完成。

（张亚杰）

# 四、切除的肺还可以再生吗

"医生，我切除的肺还可以再生吗？术后对我的呼吸和生活是不是有影响？"这是胸外科医生在临床工作中和手术前被患者和家属问得最多的问题。作为头号癌症杀手，近年来肺癌的发病率在全球范围内仍旧持续上升，这一趋势在中国尤其明显。据2016年数据统计，肺癌分别居男性和女性肿瘤发病率的第一位和第二位，而死亡率都处于第一位。我国每年有 60 万人死于肺癌。尽管目前治疗肺癌的手段越来越多样化，但外科手术仍是最主要的治疗方法及综合治疗的基础。谈及肺癌手术，通常患者及家属最关心的问题就是肺脏切除后是否能够再生？肺切除后胸腔剩余的空间怎么办？切除了一部分肺组织对患者的呼吸及生活影响有多大？实际上，这不仅是患者及家属密切关心的问题，也是手术医师在术前必须认真考量的问题，是手术安全及成功与否的关键。

从解剖结构上来讲，每个人都有 5 个肺叶，右侧分上、中、下三个肺叶，左侧分上、下两个肺叶，5 个肺叶又可进一步划分为 18 个肺段。根据手术切除的范围可以分为肺部分切除术（包括肺段切除术和楔形切除术）、肺叶切除术及全肺切除术。经手术切除掉的肺是无法再生的，这部分肺的功能也会丧失。正因为切除的肺组织无法再生，手术医生在制定手术方案之前需充分考虑患者的肿瘤、全身及肺功能情况，综合判断来确定切除的肺组织范围，评估患者的手术风险及术后剩余的肺组织及功能是否能维持患者的正常生活。

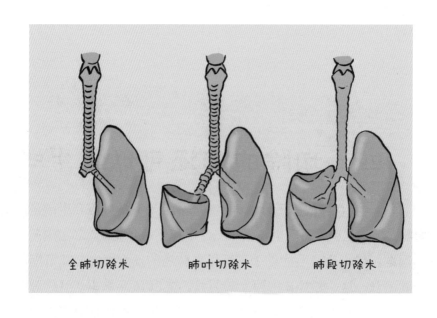

全肺切除术　　　肺叶切除术　　　肺段切除术

术前评估的具体内容包括：

## 1. 全身情况

了解患者是否存在严重的心、肺等重要脏器疾病，能否耐受手术和麻醉。目前中国老龄化程度逐渐加重，合并严重基础疾病的老年肺癌患者逐渐增多，术前需详细评估患者的全身情况。

## 2. 肺功能

术前需详细了解患者是否合并哮喘、肺气肿、肺炎等基础疾病，并通过体格检查及辅助检查充分评估患者肺功能。如患者术前肺功能不佳，可以通过药物治疗或物理治疗来增强或改善患者手术前的肺功能。

## 3. 切除范围

通过 CT 等影像学检查确定肿瘤的大小、部位及切除的范围。随着现代医学仪器的发展，早期肺癌或癌前病变的检出率增加，全肺切除的病例越来越少，精确到肺段的亚肺叶精准切除越来越多。患者的肺组织切除得更少，肺功能保留得更多。

综上所述，手术医生需要在根治肿瘤的大前提下，确保患者的手术安全及术后生活质量。虽然切除的肺组织无法再生，但是剩余的肺组织可以扩张填补切除后的空间，同时代偿部分失去的肺功能。手术后的第一个月，是肺功能恢复的重要时期，建议患者术后除了休养之外，应尽早开始进行扩胸、腹式呼吸等康复运动，以便尽快恢复心肺功能，回归正常的生活状态，如有需要及早开始后续治疗。

（张亚杰）

治疗 篇

# 康复

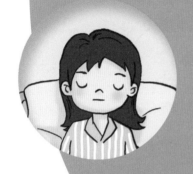

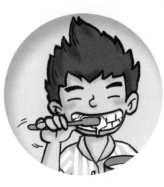

篇

# 一、肺癌术后我的痰咳不出怎么办

"护士，我胸闷，气喘不上来！"临床工作中经常可以听到手术后的患者向我们反映，很多人认为这是手术没做好或者氧气吸入不够引起的，真的是这样吗？下面我们就来答疑解惑。

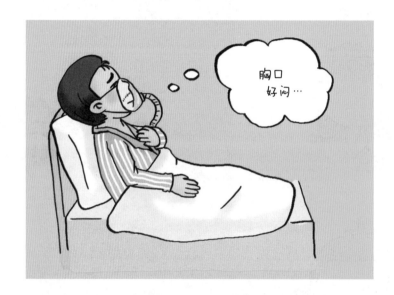

胸口好闷……

肺部手术本身对患者的呼吸功能会造成一定的影响，麻醉中的气管插管也会引起咽喉部水肿，因此术后痰液会增多。如果患者因为疼痛或痰液过于黏稠，不能及时排出痰液，就有可能造成肺部感染、肺不张等并发症，严重影响患者康复，甚至危及生命。

顺利完成手术只是疾病治疗的第一步，术后还需要进行康复训练，而肺康复过程中的一大关键步骤就是咳嗽咳痰。

很多术后的患者告诉我们：我已经知道咳痰对于术后恢复至关重要，但我伤口痛，没力气，痰就是咳不出来怎么办？

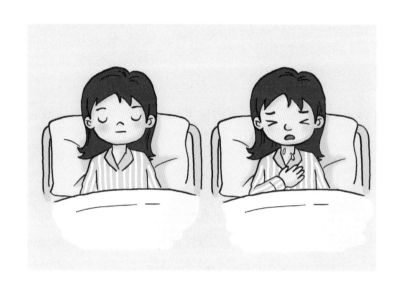

肺部手术后，有些患者对疼痛比较敏感，还有些患者本身就有慢性肺部疾病，这些都是阻碍患者术后自行咳痰的原因。针对不同情况我们有相应的解决办法：

# 1. 雾化吸入

在医生的指导下根据病情，在雾化器中有选择地加入糖皮质激素、β2 受体激动剂、抗胆碱能药物、黏液溶解剂和抗菌药物等。雾滴小而均匀，使用时需要深呼吸，使药物能缓慢而深入地到达远端终末细支气管。这样就能湿化气道，促进痰液的排出，同时让药物起到局部的治疗作用。每次雾化吸入的时间一般为 20 ~ 30 分钟，可根据药物不同适当调节时间长短，起到消炎杀菌、稀释痰液、促进排痰、预防肺炎和肺不张等作用。

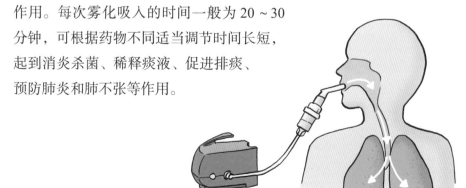

康复篇

## 2. 饮水

对于痰液粘稠的患者，可以适量增加饮水量，以稀释痰液。

## 3. 药物治疗

术后我们可以使用各种形式的化痰药，例如口服类的乙酰半胱氨酸片和福多斯坦片，雾化吸入类的乙酰半胱氨酸溶液，静脉输注类的盐酸氨溴索等。这类药物都属于黏液溶解剂，具有促进黏液排出及溶解分泌物的作用，可降低呼吸道黏液的黏稠度，减少黏液的滞留，起到润滑呼吸道的作用，从而帮助患者排痰。对于存在肺部感染的患者，我们需要根据个体情况，有针对性地选用抗菌药物。

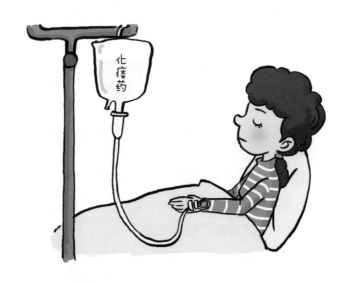

## 4. 有效镇痛

疼痛不仅导致患者术后咳嗽困难，也会限制患者下床活动，使得患者不能充分排出痰液及气道内的分泌物，增加了肺不张和肺部感染的发生率。对于手术患者，我们通常采用预防性镇痛和多模式联合镇痛的方式进行疼痛管理，以有效镇痛。此外，对疼痛比较敏感的患者，可以在咳嗽咳痰时用双手捂住切口，必要时使用胸带固定。

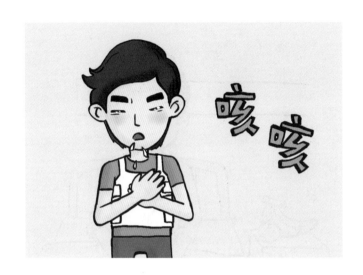

## 5. 正确有效地咳嗽

患者取端坐体位（年老体弱的患者可以先将床头摇起，双手扶住床栏，再缓缓坐起），咳嗽前可以先深吸气，吸气后稍屏气片刻，身体稍向前倾（害怕切口疼痛，可一手扶住切口部位），咳嗽时腹肌用力收缩，将痰液咳出。有些患者深吸气容易诱发咳嗽，可试着断续分次吸气，争取肺泡内充分充气，以增加咳嗽排痰的效果。在这一过程中需注意动作的连贯性。

## 6. 辅助排痰

如果患者无法自行咳出痰液，这时候就需要别人的帮助——拍背或使用震动排痰仪排痰。

拍背排痰是通过胸壁震动，使附着在肺、毛细支气管内的分泌物脱

康复 篇

落，并通过体位引流，使分泌物到达支气管、气管，最后通过患者咳嗽排出体外的方法，临床上多用于痰多不易咳出的患者，效果较好。我们来看看如何有效地拍背排痰：

（1）患者取坐位，双腿自然放松

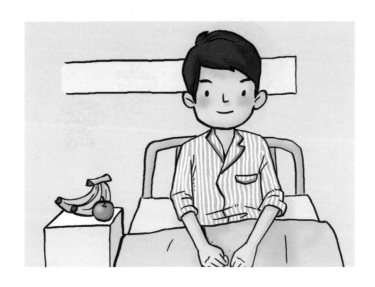

（2）拍背者在背后轻扶患者

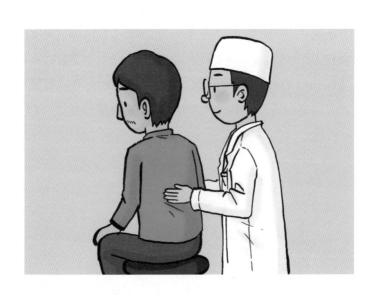

（3）将四指和拇指并拢成空心状

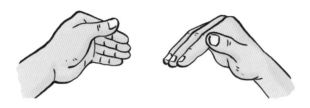

（4）自下而上，由外到内，避开切口及脊柱等脆弱部位进行拍背

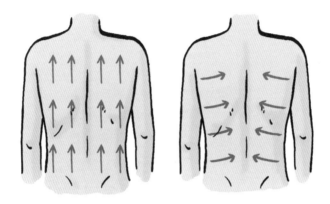

（5）拍打节奏和力度应适宜，以能感到肺部震动为宜，不宜过重以免引起伤口疼痛

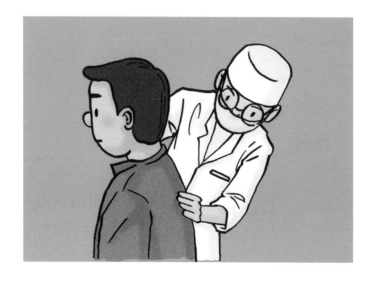

（6）循环拍打大约 1~2 分钟即可。

（7）可用手指按压胸骨上窝处，刺激总支气管，同时深吸一口气，屏住 1~2 秒，然后用力咳出。

（8）咳嗽时，尽量用力咳嗽使痰液一次性咳出，以减少切口因多次无效咳嗽引起的疼痛。

（9）拍背时，注意避开切口，以减少疼痛和不必要的损伤，必要时可使用胸带固定。

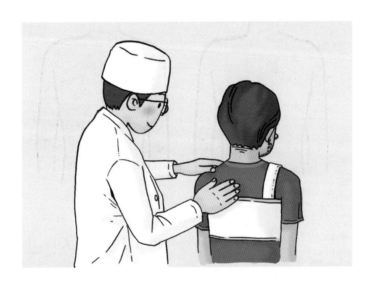

震动排痰仪排痰则是借助机器震动，通过体表带动肺部的震动，从而使肺内粘稠的痰液松动，方便患者咳痰。机器震动对于某些切口疼痛敏感的患者可能会增加疼痛感，因此在使用前应充分考虑患者的个体情况。

## 7. 纤支镜吸痰

对于痰液较多、无法自主排痰的患者可采用纤维支气管镜下吸痰。患者在清醒的状态下，医生通过局部麻醉后将纤维支气管镜插入气道后完成。优点是能在直视下到达肺段以及段以下的支气管，对于痰液较多、咳痰无力、肺不张或肺部感染的患者，能够及时清除痰液。在常规治疗无效且条件允许的情况下采用纤维支气管镜吸痰，有助于彻底清除大气道分泌物，改善通气功能，增加痰培养准确性。

（吴　晗　吴祎雯）

# 二、肺癌手术后咳嗽会传染吗

老王的肺癌手术很顺利，然而他的妻子却忧心忡忡地来到护士台，悄悄问护士，医生一直鼓励老王术后咳嗽咳痰，那日夜陪伴在他身边会不会被传染患上肺癌？需不需要采取戴口罩、分开用餐等隔离措施？

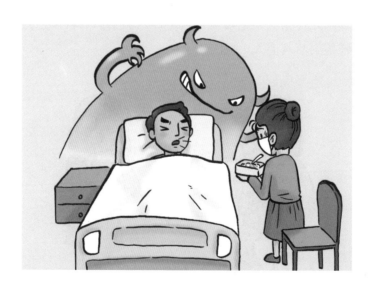

的确，我们日常了解的一些呼吸道疾病，比如流行性感冒、非典型性肺炎等都可以通过咳嗽、打喷嚏传染给别人，那么肺癌会通过咳嗽传染吗？

康复

篇

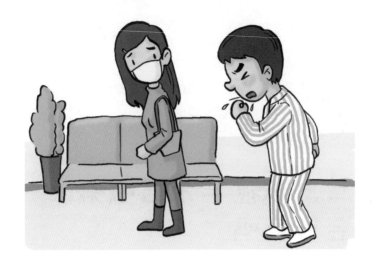

我们可以非常负责任地告诉您，不会！

首先，谈到传染，我们要搞清楚传染病的三个要素：传染源、传播途径、易感人群。只有同时满足这三个要素，才有资格被称为为传染病。肺癌并不是传染病，它可能在自身体内发生扩散转移，但并不会像传染病那样传染给其他人。

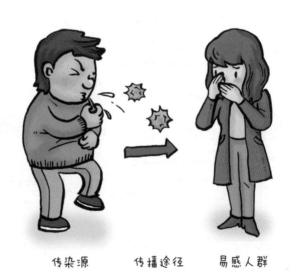

传染源　　　传播途径　　　易感人群

经痰液排出的癌细胞由于痰液水分蒸发等原因迅速变性、坏死，即使是新鲜的痰液，要使癌细胞在体外生长、繁殖，也需要给予各种特定的营养条件。科学家为了培养一个活的癌细胞往往需要经过千辛万苦才能成功，因此肺癌是不会传染的。即使癌细胞入侵其他个体，也会受到个体自身强大免疫排斥力，将其杀死。

虽然咳嗽不会传染肺癌，然而在患病过程中，如果出现病毒导致的肺部感染、肺炎等情况，还是有一定的传染性的，此类患者应做好防护。

在此，我们也来宣传一下咳嗽的"礼节"：如果您要咳嗽或者打喷嚏，最好用手帕或者纸巾遮盖口鼻。如果没有，则用袖子遮盖。

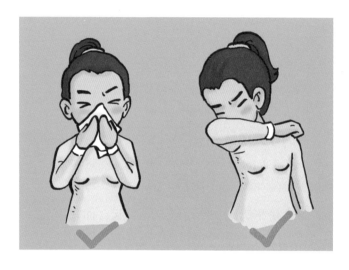

（范丽丽）

# 三、肺癌术后发热怎么办

张大妈昨天刚做了肺叶切除手术，第二天早晨护士给大妈测了体温显示 38.2℃，她女儿得知后特别紧张，不停询问护士："我妈妈体温这么高会不会有问题呀？她是不是感染了呀？医生有没有给她使用抗生素呢？"

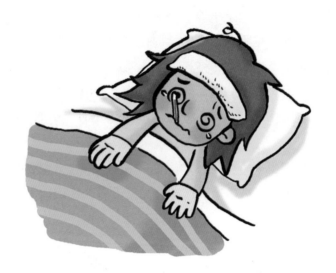

在这里要告诉大家，术后发热是十分普遍的，大家大可不必惊慌！术后发热并不一定是感染！

一般正常人的体温维持在 36～37℃，24 小时内体温波动范围一般也在 1℃以内，老年人的体温稍低于年轻人。发热主要分为非感染性和感染性两大类。

非感染性发热并非病原体侵入人体所引起，而是因无菌性物质或各种炎症作用，引起机体应激或变态反应而导致的，例如手术、严重贫血等都可能造成非感染性发热。肺癌手术后的 2～3 天内，体温在 38.5℃以下的轻度发热称为术后吸收热，这是一种非感染性的发热。另外，拔除引流管或胸腔给药后也可能出现发热，这也是一种非感染性发热。非感染性发热一般无需特殊处理，体温会自行恢复正常，患者及家属不用过度担心。

感染性发热主要由于各种病原体，如细菌、病毒、真菌、支原体、衣原体、立克次体、螺旋体、疟原虫等侵入机体引起感染，体温升高正是提示感染的重要表现。

那么，肺癌术后哪些原因会引起感染性发热呢？

## 1. 感冒

术后患者免疫力下降，发热后未能及时擦干汗液，或是人群过于密集、空气不流通都可能诱发感冒。

## 2. 肺部感染

高龄、长期吸烟、有慢性呼吸道感染、吸入麻醉、胸腹部大手术以及术后排痰不畅的患者容易发生肺部感染。

## 3. 切口感染

切口长时间受汗液或血液浸渍、暴露的切口与污染的衣物或床单接触、肥胖、糖尿病、低蛋白血症等均可能增加切口感染的风险。

## 4. 尿路感染

导尿管留置时间过长，机体免疫力下降，或者导管清洁消毒不严格均有可能引起尿路感染。

无论是哪一种发热，患者的舒适度都会降低，影响就医体验。因此，患者出现发热时，我们都会采取措施进行降温处理，在这里简单地介绍几种：

## 1. 病情允许的情况下，让患者多饮水。

## 2. 物理降温

温水擦浴、酒精擦浴、冰袋冷敷，特殊情况下还可以采用冷盐水灌肠、冰帽等。这里需特别注意：冰袋禁止放在枕后、耳廓、阴囊、心前区、腹部、足底。

## 3. 药物降温

主要分肌肉给药如复方氨基比林注射液等，直肠给药如吲哚美辛栓等，口服降温药物等。给药的途径不同，药物吸收发挥作用的速度也有差异，药物吸收速度从快到慢排序依次为直肠、肌肉注射、口服。在此也提醒大家：大部分降温药物使用后，患者可能出现大量出汗的情况，这时需要及时擦干汗液、更换衣物，并适量补充液体，防止感冒和虚脱。

（浦佳洁）

# 四、肺癌手术后多久可以进食

李阿姨的肺癌手术进展顺利，从苏醒室回到病房后家属忙不迭地买来了皮蛋瘦肉粥，就准备给李阿姨补充能量，但是被护士小王制止了。家属急了，患者已经禁食、禁水十几个小时了，怎么还是不能吃东西呢？经过护士小王的耐心解释后，家属表示自己鲁莽了，不该这么着急给李阿姨吃东西。那么，到底肺癌手术后多久患者才可以进食呢？

肺癌手术属于全麻非消化道手术，常规是麻醉清醒后4个小时可以饮水，如果喝水没有什么不舒服，6个小时后可以进食流质食物。因为气管在食道的前方，术后6小时内气管和食道都处于麻痹的状态，如果6小时内进食的话，万一食物进入气管，气管的咳嗽反射（机体的自我保护机制）还没有恢复，容易发生误吸、肺部感染甚至窒息等意外。

部分患者术后6小时后虽然神志已完全清醒，但是会有恶心、呕吐等麻醉反应。一般轻度的恶心呕吐症状随着时间的延长会得到缓解，严重的患者可以在医生的指导下使用止吐药物。恶心呕吐症状缓解后患者便可以进食。

总之，肺癌手术后的患者和家属们千万不要急躁，应当根据医护人员的嘱咐和患者的实际情况选择合理的进食时间和食物。

（凌　岚）

# 五、肺癌手术后哪些食物不能吃

老王肺癌手术后回到家疗养，乡下的亲戚赶到他家里来探望，带来了一大篮子新鲜的土鸡蛋和两只自家养的精壮土鸡，说是给老王补身体。老王的爱人陈阿姨笑嘻嘻地收下了，可是等乡下亲戚了走了以后却犯了难。大家不是都说癌症患者不能吃"鸡和鸡蛋"吗？为啥乡下亲戚还说能补身体呢？那么，肺癌手术后的患者有啥食物是要特别忌口的吗？到底可不可以吃"鸡和鸡蛋"呢？

肺癌手术麻醉清醒6小时后可以进食流质食物，如无特殊情况，可根据患者的耐受情况逐渐过渡到半流质、普食。一般而言，术后第一天就可以进食普食，但要注意忌生冷、辛辣、刺激，蛋白质以优质蛋白为主，辅以多样化饮食结构，这样能够提高身体的蛋白质含量，对浓缩胸水、早日拔除胸引管也有一定的帮助。术后胃肠功能没有完全恢复前，尽量避免牛奶、豆浆等产气食物，也不要摄入浓汤、油炸等不易消化的油腻食物。

肺癌术后患者有没有哪些食物需要忌口呢？

1. 民间流传的说法"鸡和鸡蛋"是所谓的"发物"，肿瘤患者不能食用，其实在医学上是没有依据的。相反，"鸡和鸡蛋"正是肺癌术后患者所需要的优质蛋白质，但如果是"激素鸡和鸡蛋"和"来路不正"的鸡，那还是少吃为妙。

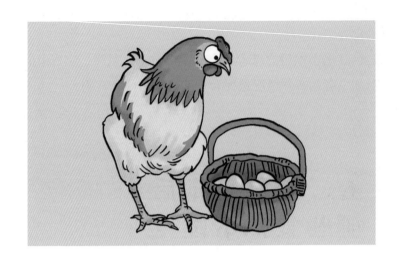

2. 下面这些"刺激性食物"，对身体百害而无一利，建议肺癌患者术后避免食用：腌制食物和烟熏的食物，特别是烤糊了焦化了的食物；发霉变质的食物；烟酒；高脂肪食物（油炸食品等）。

以上是肺癌患者术后禁忌的食物，那么哪些是建议患者选择的食物呢?

# 1. 优质蛋白质

如蛋类、河鱼、瘦肉、豆类及豆制品等。

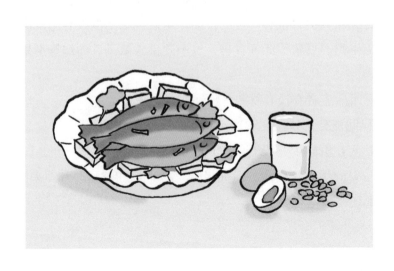

## 2. 新鲜蔬菜和水果

肺癌术后患者大多数面临便秘的问题，这就需要多吃高纤维蔬菜和高维生素水果，如青菜、芹菜、菠菜、芥蓝、火龙果、猕猴桃、苹果等可以保持大便的通畅，糖尿病患者应避免摄入含糖量过高的水果，可适当增加饮水量和膳食纤维的摄入。肺癌患者术后第一次大便往往是干结难解的，患者们千万不能过度用力，以免腹内压增高不利于康复，可以应用开塞露等软化剂帮助解便。随着时间的推移，通过饮食的调理和胃肠功能的恢复，解便困难的症状会慢慢好转。如果以上措施效果不佳，必要的时候可根据医生医嘱服用软化大便的药物来缓解便秘之苦。

综上所述，肺癌患者术后应保持良好的饮食习惯：定时定量进餐，少量多餐，饮食结构多样化，食物要保持新鲜，避免生冷、辛辣、刺激饮食。

（凌　岚）

# 六、肺癌术后多久可以活动

昨天刚做完肺结节切除手术的张先生很开心，因为医生查房时告诉他手术很顺利，定时炸弹被取出了。他想这关算是过了，于是满心欢喜地躺在病床上，期待着好好静养顺利出院。

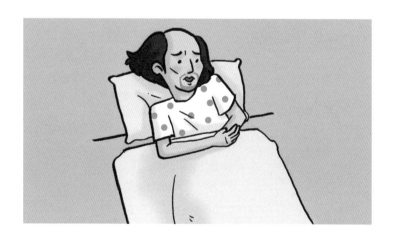

正在这时康复师孙医生走进了病房："小张啊，我们起来活动一下。"张先生很诧异地看着康复师："啊？我怎么能下床，我可是昨天才做完手术的呀，你看我身上引流管还没拔呢！"

大多患者术后都会像张先生一样，认为术后要静养，面对康复训练一头雾水。以下的内容对大家可能会有一些帮助。

首先回答第一个问题，术后需不需要活动？

答案是肯定的，对于肺部手术患者，早期进行康复训练是相当有必要的，我们要摒弃术后静养这一陈旧观念！

国内外专家共识和指南建议肺手术后患者应尽早开始康复活动及训练，目的主要有以下四点：

## 1. 呼吸功能锻炼就是把积在肺里的垃圾清理出去

肺癌手术会切除我们的部分肺组织，术后需要通过呼吸功能锻炼使剩余肺组织发挥最大作用，替代切除的肺组织，保证正常的呼吸功能。同时，手术后残留在肺内的痰液血块如果无法顺利排出，就会产生胸闷、呼吸困难等症状，若痰液血块长时间的积聚在肺内还可能引发肺部感染，这样不但对患者身体造成了更多的痛苦，对其心理也会产生一定的压力。因此呼吸功能锻炼不容小觑！

## 2. 促进术侧肢体功能恢复

肺部手术切口一般靠近身体两侧，无论大小，在愈合过程中都会形成疤痕，而疤痕的弹性相较于正常皮肤要差很多，且疤痕会对周围皮肤产生牵拉感。若在切口愈合的过程中不适当地活动手臂给予牵拉，那么疤痕挛缩反而可能会牵拉住手臂，使其无法恢复正常功能，有些患者的术侧手臂无法完成上举、外展、旋转等动作。

## 3. 预防下肢深静脉血栓形成

深静脉血栓形成是静脉血栓栓塞症的一种表现形式，指血液在深静脉当中不正常凝结进而堵塞血管的一类疾病。手术后患者血液处于高凝状态，长时间卧床会增加深静脉血栓形成的风险，最严重的后果是导致肺动脉栓塞，危及生命。而术后早期活动是预防深静脉血栓形成的有效措施之一，操作起来简单、方便，而且非常经济。

## 4. 促进排痰

术后早期活动，可以通过体位的改变使痰液松动，利于咳嗽咳痰，预防肺不张、肺部感染等并发症的发生。

那么，肺部手术后到底多久可以开始活动呢？做些什么活动呢？

首先，术后患者麻醉清醒后就可以做一些简单的肢体活动了。如五指的握拳与放松、下肢的踝泵运动（包括踝关节的屈伸练习即交替勾脚尖和环绕练习），5~10秒放松一次。这些动作的目的是促进血液循环，改善肢体麻木，促进下肢静脉血液回流，预防深静脉血栓。

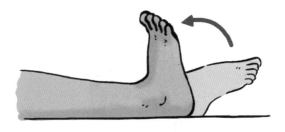

踝关节屈伸练习

术后12~24小时内就可以下床活动了。当然前提是患者生命体征平稳，各类管道妥善固定。刚开始可以在专业人员的辅助下进行活动，之后可根据恢复情况自行完成，活动的时间和量应循序渐进，活动中如有头晕、气促等任何不适，应停下来休息，必要时通知医务人员。

康复

篇

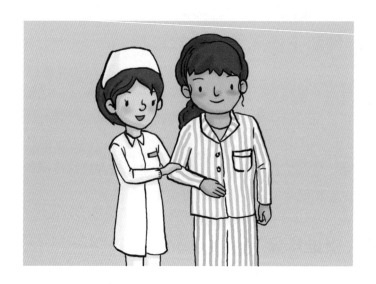

术后需特别注重术侧手臂的肢体功能锻炼，以防止术侧肩关节活动范围受限。

锻炼方法包括：

# 1. 自护练习

术后第一天清晨开始可用术侧手刷牙、洗脸、吃饭、持碗筷等。

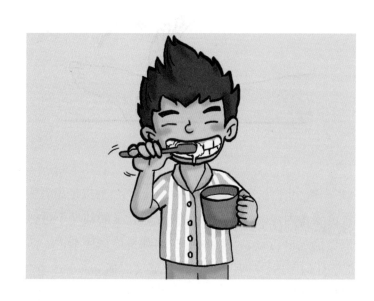

## 2. 梳头运动

颈部保持直立，肘部抬高，保持梳头动作。每次 3～5 分钟，每日 3 次。

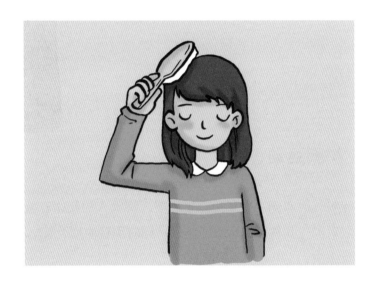

## 3. 上臂运动

运动时保护患侧上肢，可以用健侧手拖住肘部做上肢上举过头的运动，每次 3～5 分钟，每日 3 次。

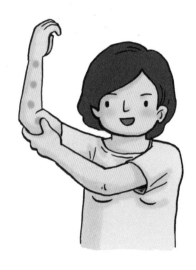

康复 篇

## 4. 摸耳朵练习

患者术侧手放于枕部，用健侧手协助，逐渐将患侧手臂越过头摸对侧耳朵，每次 3～5分钟，每日 3 次。

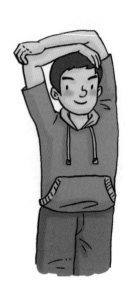

## 5. 扩胸运动

患者深吸气时双侧手臂尽量水平外展，将吸入的气体充盈胸廓和腹部，达极限后屏气几秒钟，再慢慢呼气，同时手臂收回合拢。每次 3～5分钟，每日 3 次。

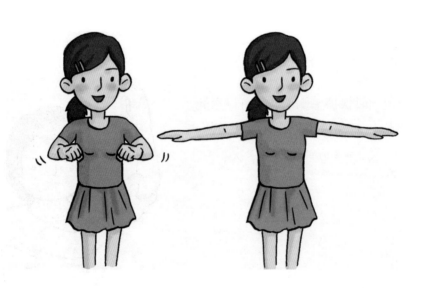

（浦佳洁）

康复 篇

# 七、肺癌术后多久可以洗澡

小赵肺癌术后顺利出院，手术后已经一个星期没有好好洗个热水澡了，弄得他浑身难受，但是看着胸部的伤口，小赵不知道如何是好。

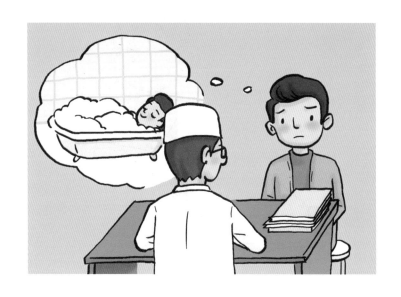

那么问题来了，肺癌术后多久可以洗澡呢？

手术以后洗澡容易污染切口，影响愈合甚至导致感染，也就是我们常说的"伤口发炎"。但是，如果可以避开局部切口，洗澡也是无妨的——当然这样的操作存在一定难度。那么到底什么时候可以像往常一样舒舒服服地洗热水澡呢？

一般来说，恢复顺利的情况下，胸部切口在术后 10 天左右就可以拆线了。如果切口没有分泌物渗出，没有红肿、发热及疼痛，那么我们基本上可以判定这个手术切口愈合良好，表皮已生长在一起，有完整的抵御水和细菌的能力，也就不用担心被污染的问题。因此，拆线后的第二天就可以洗澡。

说到这里，很多患者仍旧有些担心，真的可以随心所欲地洗澡了吗？

当然也不是。洗澡时还是要注意保护伤口的。

一般的淋浴，轻柔地擦洗或是冲洗都没有问题，不要用过大的水流直冲伤口即可。洗完后用柔软干净的毛巾擦干，避免大力揉搓伤口。洗澡后可以直接穿衣服，最好选用棉质清洁的衣物，以防刺激切口。

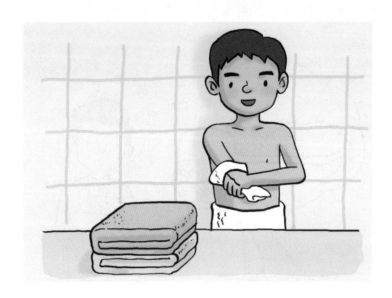

另外，糖尿病患者由于血管病变，伤口愈合相对较慢，伤口感染的风险也相对更高，洗澡时间应适当推迟。合并有其他会影响伤口愈合的基础疾病的患者（如低蛋白血症等），洗澡的时间也应推迟一些。

（范丽丽）

# 八、肺癌手术拆线后切口还会痛吗

肺癌术后顺利拆线的小赵原以为出院拆线后切口就完全愈合了，可是这几天仍旧有疼痛，担心是不是切口没有愈合好？

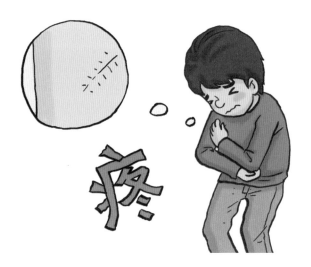

　　拆线后切口疼痛的情况是比较常见的。拆线后皮肤表面张力大，出现牵拉作用，导致切口皮肤疼痛，甚至皮下、肌层疼痛，都是正常的，一般 2 周至 1 个月后即可好转。有些患者甚至会在术后 2~6 个月内，仍感到伤口的这些不适。如果出现这样的现象不必惊慌，由于个体差异性，每个患者恢复的时间也会有所不同，如果拆线后疼痛明显或疼痛持续时间过长，可向医生咨询，并根据医嘱适当服用止痛药物等。

　　另外，除了切口疼痛，术后还可能出现肋间神经损伤引起的神经痛和局部麻木感。患者可以在专业人员的指导下进行针灸、理疗、按摩等物理治疗。

（范丽丽）

康复
篇

随访篇

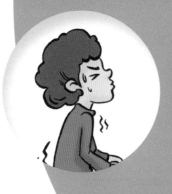

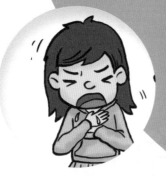

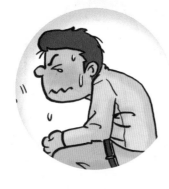

# 一、肺癌手术后还能正常上班吗

人生离不开工作，工作不仅是为了养家糊口的薪水，工作更是我们大多数人的社交圈，是我们和社会交流的一个重要桥梁。那么对于肺癌患者，手术会是职场生涯的句号吗？

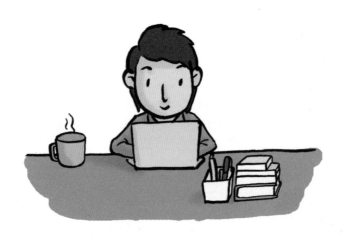

我们的回答是"不是"，如果要把肺癌手术比作一个符号，我们觉得应该是"顿号"。因为肺癌手术后，您需要休养一段时间，有淋巴结转移的肺癌患者可能还需要继续放、化疗，以巩固疗效，防止癌转移。而放、化疗不仅需要时间，还有副作用，对身体有一定的影响，因而更需要多休养一段时间。当然，术后回归

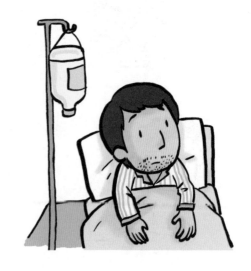

正常工作对于精神的愉快、心情的舒畅、健康的恢复都是有益的。

那么，肺癌手术后多久能够正常上班呢？

这要根据个人的病情、体质、手术范围、恢复情况以及工作性质等来决定。一般情况下，小结节楔形切除手术的患者，术后 1 个月后即可回到工作岗位，但应避免过度劳累；肺叶切除术后大约 3～6 个月，全肺切除大约 1 年后，恢复顺利的患者也可以恢复正常工作。但部分患者术前体质差，手术后恢复不是很顺利，则需要延长休养时间。

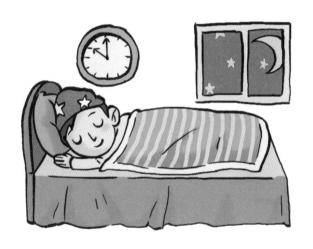

总之，术后恢复正常工作的时间应该具体情况具体分析，因人而异，不可一概而论。如果难以抉择，建议咨询主治医生。

最后温馨提示，在术后工作中，请一定要劳逸结合，不要进行剧烈的重体力劳动哦。

（范丽丽）

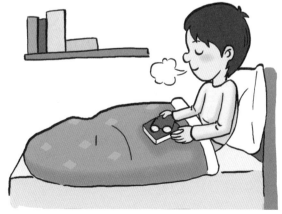

随访
篇

# 二、肺癌术后可以做哪些运动

肺部手术顺利出院后可以进行日常生活活动，但是一定要避免以下行为：提拎重物，剧烈咳嗽，大便干结时用力解便等。此类活动可能会过度增加胸腔压力，带来不良的后果。

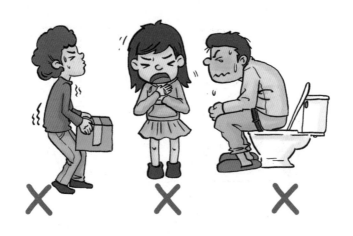

术后 3～6 个月可以恢复正常运动，建议进行一些低强度的有氧慢速运动，如：太极拳、慢跑、慢速游泳、散步、骑自行车、爬山等。

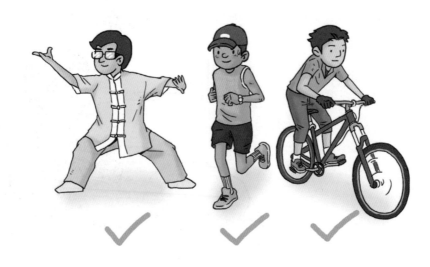

避免进行一些高强度、激烈爆发性的运动，如：足球、篮球，网球、跳绳、竞速短跑、竞速游泳、跳高、举重、俯卧撑、快速仰卧起坐、单杠双杠、引体向上、潜水等。

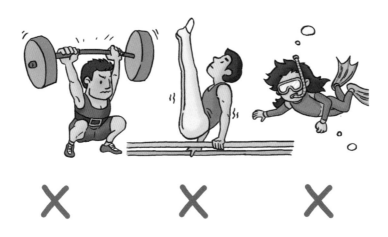

（浦佳洁）

# 三、肺癌手术后需要化疗吗

老张和老王同时在医院做了肺癌手术，术后来院复查。将术后病理报告交给医生看了之后，老王被告知需要做辅助化疗，而老张则无须任何术后治疗，定期复查即可。这到底是为什么呢？

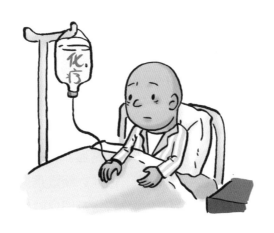

化疗是化学治疗的简称，是一种全身治疗的手段。化疗药物经血管进入血液后可遍布全身绝大部分的器官和组织，因此对一些有转移倾向或已出现全身转移的患者来说，化疗都是主要的治疗手段。

手术切除后的化疗也叫辅助化疗。医生会根据术中情况、术后病理分期以及患者术后恢复情况来判断是否需要化疗。如果术中发现有胸腔转移或有残存病灶，无法行根治性手术，则术后需要接受辅助化疗；如果行根治性手术，医生将根据术后病理来判断是否需要化疗。通常情况下，早期肺癌（原位癌、微浸润腺癌或 IA 期肺癌）术后不需要化疗；IB 期患者是否需要化疗尚存在争议；若分期较晚（IIA 期或以上），或 IA、IB 期患者合并复发高危因素（如肿瘤恶性程度较高、分化差、脉管神经受侵袭等），原则上都需要接受术后的辅助化疗。此外，医生还需评估患者的身体情况是否可耐受化疗，对于年龄较大（> 75 岁）、术后存在并发症或恢复较差，以及某些基因检测结果提示化疗效果不佳的患者，一般不推荐做化疗。

（杨　溯）

# 四、肺癌术后多久需要复查

老王手术后顺利康复出院了，出院时医生嘱咐他三个月后来门诊复查。老王纳闷了：手术不是根治了吗，怎么还要复查？我们来一起解答老王的疑惑。

## 1. 肺癌术后为何要复查

癌症之所以可怕，是因为可能会转移复发，任何阶段的肿瘤都可以在术前、术后通过血管、淋巴管转移到其他器官并潜伏下来，当合适的时机到来，肿瘤细胞就会死灰复燃。因此，癌症是全身性的疾病，手术只是治疗方式之一，且手术只能切除特定范围内的组织，对于已转移的肿瘤细胞无能为力。越晚期的肿瘤发生转移的概率越高，肺癌也是如此。因此，无论什么分期的肺癌患者，要想提高术后疗效，延长术后生存时间，早期发现转移病灶，早期治疗是十分关键的。定期复查就是早期发现肿瘤复发转移的最佳方式。

## 2. 隔多久进行一次复查

根据中国肺癌诊疗指南推荐，建议随访时间如下：术后第 1～2 年：每 3 个月 1 次，术后第 2～5 年：每 6 个月 1 次，术后 5 年以后：每 1 年 1 次。

## 3. 检查内容有哪些呢

肺癌容易复发转移的部位包括肺内转移、纵隔淋巴结、颅脑、骨、肾上腺、肝脏。因此，复查的重点就在这几个部位。

胸部 CT：常规检查，主要用于评估手术侧肺部恢复情况，以及肺内其他肺实质及纵隔淋巴结转移情况。纵隔淋巴结评估一般需要做增强 CT。

肿瘤指标：常规检查，如肿瘤指标持续升高，往往提示肿瘤复发，一般需要动态观察。

腹部超声：常规检查，主要评估浅表淋巴结、肝脏及肾上腺转移情况。

骨扫描：如有持续性骨痛，应行骨扫描明确有无骨转移。

头颅 MRI：如出现头痛、视力模糊等颅脑症状，需要行头颅 MRI 检查排除颅内转移。

PET-CT：全身扫描，明确全身转移情况，因价格昂贵且有创，非常规进行，其价值在于发现隐匿性转移病灶，评价辅助治疗疗效。

（韩丁培）

随访篇

# 五、"5年生存率"是什么意思

临床工作中几乎每一个肿瘤患者及其家属都十分关心这几个问题：患者接受治疗后还能生存几年？肿瘤会不会转移？会不会复发？无论手术还是放化疗，其实都是一件比较痛苦的事情，所以治疗前了解预期的治疗效果，是对患者及家属的最好激励。将病治好，不出现复发和转移也是每一个医生和患者共同的愿望。但是恶性肿瘤有它特殊的生物学特性，所以这个问题不应该简单用"治好"或是"没有治好"来回答。在讨论这个问题之前，首先要了解一下什么是5年生存率。

"5年生存率"是指同一肿瘤患者人群中，明确诊断、经过综合治疗后生存时间超过5年的患者比例。通常用5年生存率这一数据来评估肿瘤患者的治疗效果及预后。

恶性肿瘤的特点是会发生复发和转移，这是危及患者生命的主要原因。通过大量的研究发现，肿瘤的复发和转移大概有80%是发生在肿瘤治疗结束后的3年左右，10%左右发生在治疗结束后的4~5年，5年之后肿瘤复发转移的概率会渐渐下降。因此，医生就将5年生存率作为恶性肿瘤预后的一个重要判定标准，认为如果恶性肿瘤患者经过手术根治性治疗后，能够生存5年以上的就算是临床治愈了，以后再发生复发和转移的概率会小很多。肺癌是个相对恶性程度较高的肿瘤，因此也有医生通过三年生存率来评估其预后。

3年、5年生存率在治疗过程中有其重要的意义。如上所述，恶性肿瘤具有复发和转移的特性，患者接受以手术为主的综合治疗后，肿瘤依然会在后续的数年中复发和转移。因此，肿瘤患者需要在治疗结束后接受为期5年的随访，在前3年期间复查的时间间隔相对较短，后2年随访间隔时间可以适当延长（具体复查时间详见上一章节"肺癌术后多久需要复查？"），而5年之后可以像正常人一样，只要接受每年一次的体格检查即可。

肺癌只是肺部恶性肿瘤的统称，它的预后与病理类型有关。从病理学角度可以将肺癌细分为不同种类：腺癌、鳞癌、小细胞癌、大细胞神经内分泌癌、类癌、大细胞癌、腺鳞癌等。其中有两种比较特殊的类型，一种是小细胞肺癌，它可谓是肺癌中的"战斗机"，恶性程度高，极易发生转移，预后较差，5 年生存率较低；另一种是类癌，它可称之为肺癌的"好人卡"，生长缓慢，分化较好，5 年生存率较高。

肺癌的预后同时也和分期密切相关，肺癌发现得越早，治疗效果就越好，生存期就会越长，甚至获得临床治愈。因此，建议大家定期体检，只有早发现、早治疗，才会有良好的生存。

（陈　凯）

# 六、我需要做基因检测吗

随着肺癌研究的不断进展，研究者们发现，即便是相同病理类型、相同分期的患者，其所携带的肿瘤基因也不完全一致。根据患者不同的基因分型有针对性地使用靶向治疗药物，可以使患者在第一时间明确是否适合这种治疗方法，从而避免不适用的药物带来的严重毒副作用，提高治疗效果，增加患者的治疗依从性，也减轻患者的经济负担。

那么问题来了，哪些患者需要做基因检测呢？

目前建议做基因检测的目标人群包括：肺腺癌、含有腺癌成分、具有腺癌分化或不能分型的非小细胞肺癌患者，以及所有晚期的非小细胞癌患者都应该常规进行 EGFR 突变和 ALK 融合基因检测。

既然基因检测结果是靶向治疗的先决条件，那么哪些标本可以用来做基因检测呢？

随访
篇

根据目前的诊疗手段，可用于基因检测的标本主要有以下几类：

## 1. 手术切除标本

此类标本取材较多，能最大程度地检测到患者的基因突变情况，是基因检测最理想的选择。

## 2. 组织活检标本

对于无法手术的患者，可经由气管镜活检、CT 引导下肺穿刺、淋巴结活检等有创检查获取标本，用于基因检测。

## 3. 细胞学样本

胸水找脱落细胞、支气管镜刷检、EBUS-TBNA 等是晚期肺癌患者获取标本的主要途径。但这类标本中肿瘤细胞含量往往较少，因此基因检测效果相对较差。

## 4. 血液样本

血液样本的获取较为简便，但准确性较低，通常只适用于晚期非小细胞肺癌患者。

（杨　溯）

随访篇

# 七、什么是分子靶向治疗

医生告知老王需行术后辅助化疗或靶向治疗，老王很是纳闷：这化疗经常听说，可这靶向治疗到底是个什么东西，却是闻所未闻。

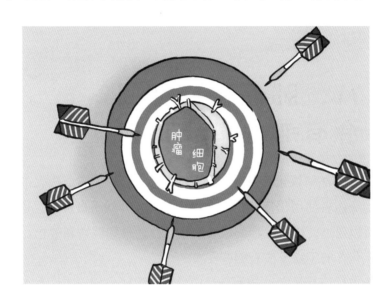

传统的化疗药物对于肿瘤细胞和正常细胞均具有杀伤作用，也就是常说的"杀敌一千，自损八百"。因此，科学家们希望能够找到一种可以区分肿瘤细胞和正常细胞的识别物，从而准确地消灭敌人（肿瘤细胞），保护平民和友军（正常细胞）。分子靶向治疗就是基于此理论出现的治疗方式，也是近年来肿瘤治疗研究的热点。其主要原理是在细胞分子水平上，针对特定的基因突变研制对应的靶向药物，从而有针对性地杀伤肿瘤细胞，不伤害正常细胞。相比传统的化疗，患者对于靶向治疗的耐受性更好，其毒副作用也较小，患者的生存质量得到了明显提高。大量的研究结果也已证实，靶向治疗可以有效控制肿瘤的发展，延长非小细胞肺癌患者的生存时间。

目前肺癌靶向治疗常用的靶点有细胞受体、抗血管生成以及信号转导通路等。其中根据 EGFR、ALK、ROS1 等基因突变而研发的诸如吉非替尼、厄洛替尼、克唑替尼，以及血管生成抑制剂贝伐单抗等药物已广泛应用于非小细胞肺癌的一线治疗或化疗后复发的治疗。

随着对肺癌分子生物学行为的不断深入研究，越来越多的靶点被发现，目前已研发出了十余种靶向治疗药物。未来必将会有更多的靶向治疗药物问世，将肺癌的个体化治疗化为现实。

（杨　溯）

# 八、肺癌化疗期间会有哪些不良反应

很多患者都"谈化疗色变"，认为化疗会对身体造成极大的伤害。的确，部分患者使用化疗药物后会出现各种各样的不良反应，但其中大多数都可以通过使用对症药物或者停止化疗而得到缓解和中止。

那么化疗的不良反应有哪些呢？

胃肠道反应是最常见的不良反应，患者可能出现口干、食欲不振、恶心、呕吐等现象。少数患者可出现口腔黏膜炎或溃疡，便秘、麻痹性肠梗阻、腹泻、胃肠出血及腹痛也不少见。此外，部分化疗药物可损害肝肾功能，进而出现转氨酶升高、胆红素上升、肝大、黄疸、蛋白尿、少尿或无尿、肾衰竭等。骨髓抑制是较为严重的不良反应，早期可表现为白细胞尤其是粒细胞减少，严重时可出现血小板、红细胞、白细胞三系降低，患者可出现疲乏无力、抵抗力下降、易感染、发热、出血等副反应。因此在每次肺癌化疗前，都应做血常规检查，如果白细胞的数目低于 $3 \times 10^9$/L、血小板低于 $60 \times 10^9$/L，红细胞低于 $2 \times 10^{12}$/L，应暂停肺癌化疗，遵照医生的医嘱使用升高血细胞药。

此外，免疫抑制、心脏毒性、神经毒性及静脉炎等也是化疗期间常见的不良反应。当不良反应较为严重时，医生应及时中止化疗，并给予相应的对症治疗措施。

随访篇

尽管化疗会出现一些毒副反应，但随着制药工艺的进步，毒副反应的发生率较前已明显下降。患者应该摒弃固有观念，遵从医生给予的专业治疗意见。

（杨　溯）

随访

篇

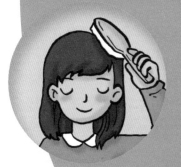

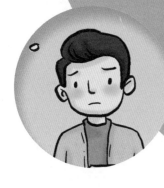

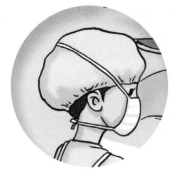

心理篇

# 一、自测我焦虑或抑郁了怎么办

　　王先生按照本书开篇的焦虑抑郁自测题自我测试了一下，结果有焦虑抑郁症状，分数还挺高，王先生非常担心，肺还没有检查好，又出现了心理问题，怎么办？

　　王先生的这种焦虑抑郁主要是因为担心自己的身体（肺）有异常，也就是我们常说的"事出有因"，若身体检查结果提示"正常"时，王先生的焦虑和抑郁便会烟消云散。对于这种情况，我们需要首先证实问题是否真的存在，积极寻求专业人士的指导。千万不要道听途说，肆意夸大病情，随意与他人进行比对，这样不仅会加重焦虑抑郁症状，同时可能由于错误的就诊和治疗而延误病情。

　　正常人在遇到重大或突发事件的情况下都会出现一定的焦虑和抑郁，这是正常的心理反应和情绪表现。与家人朋友多交流以抒发情绪、参加一些团体活动以分散紧张情绪都可以缓解焦虑和抑郁症状。如果上述方法都无法减轻您的焦虑和抑郁，应该及时寻求专业心理咨询的帮助。

　　严重的焦虑抑郁症又称焦虑性神经症，是以广泛性焦虑症（慢性焦虑症）和发作性惊恐状态（急性焦虑症）为主要表现，常伴有头晕、胸闷、心悸、呼吸困难、口干、尿频、尿急、出汗和震颤等症状，其焦虑并非由实际威胁所引起，或其紧张惊恐程度与现实情况很不相称。这种情况需要积极就医或者咨询心理医生，采取适当方法进行治疗。

心理
篇

# 二、手术后无法入睡怎么办

王先生在这次单位安排的体检中，偶然发现肺部出现了小结节，马上到医院就诊，在医生的建议下进行了肺结节切除手术。手术后王先生整夜无法入睡，不仅王先生着急，陪在一旁的王太太更是担心，这样如何康复呢？如何可以让王先生安然入睡呢？

其实，这不是个案，很多患者在进行了肺部手术后都会出现睡眠异常的情况，比如入睡困难、易醒、睡眠时间短、睡眠质量差等。在考虑如何解决睡眠异常这个问题之前，我们先来了解一下手术后睡眠异常的原因有哪些？

1. 手术中由于麻醉药物的使用，患者的正常睡眠周期被打乱，患者容易出现日夜颠倒，睡眠异常的情况。

2. 患者手术后对于手术结果和疾病预后的担心，使患者由于紧张焦虑情绪而出现无法入睡。

3. 手术后导管的刺激、体位的改变和切口的疼痛等，使患者无法正常入睡。

4. 患者易受病室环境的影响，包括邻床病患的影响、灯光刺激等，容易被惊醒。

了解了以上影响睡眠的因素，就可以做到有的放矢，我们可以采取以下措施来改善睡眠质量：

1. 要让患者正视可能由于麻醉药物的使用，暂时出现短暂的睡眠周期混乱的情况，避免患者由于无法按照平日的睡眠周期入睡而出现焦虑紧张情绪，加重睡眠困难。同时，患者需明白术前固定的大段睡眠模式会由于环境和身体状况的改变而变为小段多次的睡眠模式，这同样可以让身体得到休息和康复。

心理
篇

97

2. 及时告知患者手术结果，减轻担忧情绪，并让同病室前期手术的其他病友多讲述自己的经历，让患者感受到"不是自己一个人在战斗"。

3. 尽量营造安静舒适的睡眠环境，包括声音、光线、减少人员走动、空气流通等，必要时可以使用眼罩耳塞等。

4. 助眠的方法有很多，比如白天适当的康复活动（详见本书康复篇），睡前热水浸泡双足，轻缓的音乐以及在医生指导下使用促进睡眠的药物等。另外，冥想是比较有效的助眠方法，通过轻缓的音乐配以柔和的语言，可以让整个身体在想象中抛开杂念，一点一点地慢慢放松，最后进入睡眠状态。（在我们的"茫然肺解，了然于胸"系列沙龙活动中有冥想的音乐链接，以供下载播放）。

（胡琰霞）

心理篇